全国中医药行业高等教育"十三五"规划教材

全国高等中医药院校规划教材（第十版）

壮族医学史

（供壮医学专业用）

主　编

戴　铭

副主编

莫清莲　林　怡　张　岚

编　委（按姓氏笔画排序）

马　丽　刘玉筠　刘秋霞　员晓云　张淑贤　张璐砾
罗　婕　夏　琰　曹　云　梁艳红　梁海涛　赖洪燕

中国中医药出版社
·北　京·

图书在版编目（CIP）数据

壮族医学史 / 戴铭主编 . —北京：中国中医药出版社，2016.12

全国中医药行业高等教育"十三五"规划教材

ISBN 978 – 7 – 5132 – 3930 – 1

Ⅰ . ①壮…　Ⅱ . ①戴…　Ⅲ . ①壮族 – 民族医学 – 医学史 – 中
医药院校 – 教材　Ⅳ . ① R291.8

中国版本图书馆 CIP 数据核字（2016）第 297657 号

中国中医药出版社出版

北京市朝阳区北三环东路 28 号易亨大厦 16 层

邮政编码　100013

传真　010 64405750

北京时代华都印刷有限公司印刷

各地新华书店经销

开本 850×1168　1/16　印张 9　字数 224 千字

2016 年 12 月第 1 版　2016 年 12 月第 1 次印刷

书号　ISBN 978 – 7 – 5132 – 3930 – 1

定价 40.00 元

网址　www.cptcm.com

社长热线　010 64405720

购书热线　010 64065415　010 64065413

微信服务号　zgzyycbs

书店网址　csln.net/qksd/

官方微博　http：//e.weibo.com/cptcm

淘宝天猫网址　http：//zgzyycbs.tmall.com

全国中医药行业高等教育"十三五"规划教材

全国高等中医药院校规划教材（第十版）

专家指导委员会

名誉主任委员

王国强（国家卫生计生委副主任、国家中医药管理局局长）

主 任 委 员

王志勇（国家中医药管理局副局长）

副主任委员

王永炎（中国中医科学院名誉院长、中国工程院院士）

张伯礼（教育部高等学校中医学类专业教学指导委员会主任委员、
　　　　中国中医科学院院长、天津中医药大学校长、中国工程院院士）

卢国慧（国家中医药管理局人事教育司司长）

委　　　　员（以姓氏笔画为序）

马存根（山西中医学院院长）

王　键（安徽中医药大学校长）

王国辰（中国中医药出版社社长）

王省良（广州中医药大学校长）

方剑乔（浙江中医药大学校长）

孔祥骊（河北中医学院院长）

石学敏（天津中医药大学教授、中国工程院院士）

匡海学（教育部高等学校中药学类专业教学指导委员会主任委员、
　　　　黑龙江中医药大学教授）

吕文亮（湖北中医药大学校长）

刘振民（全国中医药高等教育学会顾问、北京中医药大学教授）

安冬青（新疆医科大学副校长）

许二平（河南中医药大学校长）

孙忠人（黑龙江中医药大学校长）

严世芸（上海中医药大学教授）

李秀明（中国中医药出版社副社长）

李金田（甘肃中医药大学校长）

杨　柱（贵阳中医学院院长）

杨关林（辽宁中医药大学校长）

杨金生（国家中医药管理局中医师资格认证中心主任）

宋柏林（长春中医药大学校长）

张欣霞（国家中医药管理局人事教育司师承继教处处长）

陈可冀（中国中医科学院研究员、中国科学院院士、国医大师）

陈立典（福建中医药大学校长）

陈明人（江西中医药大学校长）

武继彪（山东中医药大学校长）

林超岱（中国中医药出版社副社长）

周永学（陕西中医药大学校长）

周仲瑛（南京中医药大学教授、国医大师）

周景玉（国家中医药管理局人事教育司综合协调处副处长）

胡　刚（南京中医药大学校长）

洪　净（全国中医药高等教育学会理事长）

秦裕辉（湖南中医药大学校长）

徐安龙（北京中医药大学校长）

徐建光（上海中医药大学校长）

唐　农（广西中医药大学校长）

梁繁荣（成都中医药大学校长）

路志正（中国中医科学院研究员、国医大师）

熊　磊（云南中医学院院长）

秘 书 长

王　键（安徽中医药大学校长）

卢国慧（国家中医药管理局人事教育司司长）

王国辰（中国中医药出版社社长）

办公室主任

周景玉（国家中医药管理局人事教育司综合协调处副处长）

林超岱（中国中医药出版社副社长）

李秀明（中国中医药出版社副社长）

全国中医药行业高等教育"十三五"规划教材

编审专家组

组　长

王国强（国家卫生计生委副主任、国家中医药管理局局长）

副组长

张伯礼（中国工程院院士、天津中医药大学教授）

王志勇（国家中医药管理局副局长）

组　员

卢国慧（国家中医药管理局人事教育司司长）

严世芸（上海中医药大学教授）

吴勉华（南京中医药大学教授）

王之虹（长春中医药大学教授）

匡海学（黑龙江中医药大学教授）

王　键（安徽中医药大学教授）

刘红宁（江西中医药大学教授）

翟双庆（北京中医药大学教授）

胡鸿毅（上海中医药大学教授）

余曙光（成都中医药大学教授）

周桂桐（天津中医药大学教授）

石　岩（辽宁中医药大学教授）

黄必胜（湖北中医药大学教授）

全国中医药行业高等教育"十三五"规划教材

全国高等中医药院校规划教材（第十版）

壮医学专业教材编写委员会

总 主 编 唐 农

副总主编 庞宇舟 罗伟生 林 辰 唐梅文

总 主 审 黄汉儒 黄瑾明

委 员（以姓氏笔画为序）

王柏灿 韦 维 韦英才 韦松基 叶庆莲 田 惠 吕 琳
朱 华 伟纲林 李伟伟 杨 伟 杨美春 肖廷刚 辛 宁
林 辰 林寒梅 易自刚 庞宇舟 冼寒梅 钟 鸣 钟远鸣
秦华珍 徐冬英 黄平文 章增加 董少龙 曾振东 廖小波
戴 铭

总前言

为落实《国家中长期教育改革和发展规划纲要（2010-2020年）》《关于医教协同深化临床医学人才培养改革的意见》，适应新形势下我国中医药行业高等教育教学改革和中医药人才培养的需要，在国家中医药管理局教材建设工作委员会办公室（以下简称"教材办"）、中国中医药出版社在国家中医药管理局领导下，在全国中医药行业高等教育规划教材专家指导委员会指导下，总结全国中医药行业历版教材特别是新世纪以来全国高等中医药院校规划教材建设的经验，制定了"'十三五'中医药教材改革工作方案"和"'十三五'中医药行业本科规划教材建设工作总体方案"，全面组织和规划了全国中医药行业高等教育"十三五"规划教材。鉴于由全国中医药行业主管部门主持编写的全国高等中医药院校规划教材目前已出版九版，为体现其系统性和传承性，本套教材在中国中医药教育史上称为第十版。

本套教材规划过程中，教材办认真听取了教育部中医学、中药学等专业教学指导委员会相关专家的意见，结合中医药教育教学一线教师的反馈意见，加强顶层设计和组织管理，在新世纪以来三版优秀教材的基础上，进一步明确了"正本清源，突出中医药特色，弘扬中医药优势，优化知识结构，做好基础课程和专业核心课程衔接"的建设目标，旨在适应新时期中医药教育事业发展和教学手段变革的需要，彰显现代中医药教育理念，在继承中创新，在发展中提高，打造符合中医药教育教学规律的经典教材。

本套教材建设过程中，教材办还聘请中医学、中药学、针灸推拿学三个专业德高望重的专家组成编审专家组，请他们参与主编确定，列席编写会议和定稿会议，对编写过程中遇到的问题提出指导性意见，参加教材间内容统筹、审读稿件等。

本套教材具有以下特点：

1. 加强顶层设计，强化中医经典地位

针对中医药人才成长的规律，正本清源，突出中医思维方式，体现中医药学科的人文特色和"读经典，做临床"的实践特点，突出中医理论在中医药教育教学和实践工作中的核心地位，与执业中医（药）师资格考试、中医住院医师规范化培训等工作对接，更具有针对性和实践性。

2. 精选编写队伍，汇集权威专家智慧

主编遴选严格按照程序进行，经过院校推荐、国家中医药管理局教材建设专家指导委员会专家评审、编审专家组认可后确定，确保公开、公平、公正。编委优先吸纳教学名师、学科带头人和一线优秀教师，集中了全国范围内各高等中医药院校的权威专家，确保了编写队伍的水平，体现了中医药行业规划教材的整体优势。

3. 突出精品意识，完善学科知识体系

结合教学实践环节的反馈意见，精心组织编写队伍进行编写大纲和样稿的讨论，要求每门教材立足专业需求，在保持内容稳定性、先进性、适用性的基础上，根据其在整个中医知识体系中的地位、学生知识结构和课程开设时间，突出本学科的教学重点，努力处理好继承与创新、理论与实践、基础与临床的关系。

4. 尝试形式创新，注重实践技能培养

为提升对学生实践技能的培养，配合高等中医药院校数字化教学的发展，更好地服务于中医药教学改革，本套教材在传承历版教材基本知识、基本理论、基本技能主体框架的基础上，将数字化作为重点建设目标，在中医药行业教育云平台的总体构架下，借助网络信息技术，为广大师生提供了丰富的教学资源和广阔的互动空间。

本套教材的建设，得到国家中医药管理局领导的指导与大力支持，凝聚了全国中医药行业高等教育工作者的集体智慧，体现了全国中医药行业齐心协力、求真务实的工作作风，代表了全国中医药行业为"十三五"期间中医药事业发展和人才培养所做的共同努力，谨向有关单位和个人致以衷心的感谢！希望本套教材的出版，能够对全国中医药行业高等教育教学的发展和中医药人才的培养产生积极的推动作用。

需要说明的是，尽管所有组织者与编写者竭尽心智，精益求精，本套教材仍有一定的提升空间，敬请各高等中医药院校广大师生提出宝贵意见和建议，以便今后修订和提高。

国家中医药管理局教材建设工作委员会办公室

中国中医药出版社

2016年6月

前 言

　　壮医学专业教材作为全国中医药行业高等教育"十三五"规划教材，是为了培养更多符合壮医药事业发展需要的合格壮医药专门人才而编写。在党和政府的关怀、重视和支持下，近30年来，我国的壮医药事业取得了较大的发展。经过大规模、有组织、有计划地发掘整理和研究提高，壮医药已基本形成了自己独特的理论体系，建立了自己的医、教、研机构，在国家医疗卫生领域中的地位和作用不断上升，人民群众对壮医药的需求也与日俱增。广西中医药大学根据近30年在壮医药科研、教学方面的深厚积淀，开创了壮医药高等教育，于2002年9月正式设立中医学（壮医方向）专业。2011年，经教育部高等教育司审核批准，正式设立我国高等医学教育又一个新的专业——壮医学专业，并于2011年9月开始招生，实现了民族医药高等教育的新突破。

　　"十二五"期间，壮医药事业迎来了千载难逢的良好发展机遇。根据《国务院关于进一步促进广西经济社会发展的若干意见》精神和《中国（广西）壮瑶医药振兴计划规划纲要》等文件的指导思想，"广西要加快中医药、民族医药发展，推动壮瑶医药发展实现新突破，不断满足人民群众日益增长的医疗卫生服务需求。广西中医药大学作为广西唯一的中医药、民族医药教育机构，要为广西中医药、民族医药事业发展提供充足的高层次人才，在人才培养、科学研究、文化传承与创新、服务地方社会经济发展等方面发挥重要的作用。"

　　2002年9月，为了满足中医学（壮医方向）专业教学需要，广西中医药大学组织有关研究人员和教师，在总结近20年来壮医药发掘整理和研究的成果基础上，结合实践验证，按照教学任务要求，编写了12种内部试用的壮医学本科系列教材。2006年经过重新补充修订后正式出版了我国首套壮医学本科专业教材——高等学校壮医药专业教材，供壮医学人才培养使用。该套教材的出版，不仅实现了高等壮医药教育教材建设零的突破，同时也为壮医药高级人才培养提供了重要的保证。2011年，该套教材获得了广西高等学校优秀教材一等奖。经过近10年的实践、总结和发展，壮医药产生了一些新的理论和成果，这些理论和成果经过实践检验后应尽快向教学转化。为此，广西中医药大学向国家中医药管理局教材建设工作委员会办公室、中国中医药出版社递交了"全国中医药行业高等教育规划教材"选题申报书，对壮医学专业教材提出了再版申请。在国家中医药管理局教材建设工作委员会和中国中医药出版社的大力支持下，申报获立项，至此壮医学专业教材首次纳入中医药行业高等教育规划教材。

　　"十三五"中医药行业高等教育规划壮医学专业教材是在2006年版教材的基础上修订而成。本次修订，在保留《壮族医学史》《壮医基础理论》《壮医诊断学》等教材的基础上，根据学科发展的需要，将《壮医方药学》分为《壮药学》和《壮医方剂学》，并在《壮医内科学》中增加了壮医儿科的内容，整合为《壮医内儿科学》，在《壮医外科学》中增加了骨伤科学内容，整合为《壮医外伤科学》，同时增加了《壮医针灸学》《壮医经筋学》《壮语基础》3种教材，课程由原来的 12 种增加到 16 种。本套教材坚持育人为本，重视发挥教材在人才培养中的基础性作用，充分展现我国壮医药的特色和在医疗、保健、科研、文化等方面取得的新成就，以期成为符合教育规律和人才成长规律，并具有科学性、先进性、适用性的特色教材。

教材是培养人才和传授知识的重要工具，由于水平所限，本套教材若存在不足，请读者提出宝贵意见，以便再版修订时提高。

壮医学专业教材编写委员会

2016年9月

编写说明

　　本教材是全国中医药行业高等教育"十三五"规划教材壮医学专业教材之一，在国家中医药管理局教材建设工作委员会宏观指导下，由广西中医药大学组织相关专家编写的。

　　壮族是我国人口最多的少数民族，有着悠久的历史和灿烂的文化。壮族人民在长期的生产生活实践和同疾病斗争的过程中，创造了光辉灿烂的壮族医学。壮族医学源远流长，具有鲜明的特色和独特的诊疗方法，曾为本民族的健康繁衍做出了重要贡献，是我国传统医学的重要组成部分。

　　壮族医学史主要介绍壮族医学的起源、形成和发展，揭示壮族医学发展的历史规律。学习壮族医学史，可以了解壮族医学的源流和成就、壮族医学的学术特色，以及独到的诊疗方法，培养学生的思维能力和创新精神，提高研习壮医学的兴趣，巩固壮医学专业思想，增强民族自信心和自豪感，为学好壮医学其他课程奠定扎实的基础。

　　本教材以黄汉儒教授等编著的《壮族医学史》《中国壮医学》等壮医学专著为基础，以壮医学形成和发展的特点作为历史分期的标准，参考了壮族医学史和壮族史等方面的研究成果，汲取已经出版的中国医学史各版教材的编写优点，全面考虑教学的实际需要，尊重壮族医学发展的历史事实，重点突出壮族医学的学术特色。本次编写尽量反映近10年壮医学教育教学和挖掘整理的研究成果，补充完善内容，进一步体现其继承性、科学性、先进性、时代性、简明性和实用性。

　　在本教材的编写过程中，得到了各方面的大力支持，尤其是壮族医学史专家黄汉儒教授给予了悉心的指导和鼎力的支持，在此一并表示衷心的感谢。

　　本教材为第一部壮族医学史规划教材，教材中若有不足之处，恳请师生和读者多提宝贵意见，以便我们今后改正和提高。

《壮族医学史》编委会

2016 年 10 月

目　录

绪　论

第一节　壮族医学史的性质和任务

壮族医学史是关于壮族医药学的起源、形成、发展过程和发展规律的科学。壮族医药学有着悠久的历史，它是我国壮族人民在生产、生活以及同疾病斗争实践中的经验总结，有其独特的理论体系和丰富的内容，是我国传统医药的重要组成部分。

壮族医学史的任务是运用辩证唯物主义和历史唯物主义观点，阐明医学的实践和理论在发展过程中的辩证关系，以及各个历史时期医学成就的内在联系；反对历史唯心主义，揭示医学发展规律；正确论述社会结构和经济文化科学状况与医学发展的关系，以及社会意识形态对医学发展过程的影响。

壮族医学史是中国医学史的一个分支，它研究的对象是壮族医学发展的历史，亦属于民族医学与历史学之间的一门边缘学科。它在自然科学领域属于应用科学的范畴，它在社会科学领域是一门特殊的历史科学。

医学史课程的教学目的不是单纯使学生了解本专业的发展进程，更重要的是为学生今后从事本专业的工作指出方向。

壮族医学发展的历史表明，壮医药在历史上是客观存在的，具有悠久历史和丰富内容，曾经为民族的生存和健康繁衍做出过重大贡献；壮医学有独特的理论体系和诊疗方法，具有鲜明的民族特色和地方特点；壮医药学在某些方面，如用针刺治疗，制造金属针具，使用毒药和解毒药，以及痧、瘴、蛊、毒、风湿各病证的防治等，曾经达到较高的水平；壮医学的发展与壮族政治、经济、文化的发展，如土司制度、稻作农业等，有密切联系，有其自身的发展规律。通过对壮族医学史的学习，增强学生的民族自信心和自豪感，提高学生的学习兴趣，巩固学生的专业思想，培养学生的思维能力和创新精神，引导学生认识壮医发展缓慢的原因以及今后加快发展的途径和方法，立志为壮族医学的发展和民族医药卫生事业的兴盛而努力奋斗。

第二节　壮族及其社会历史概况

一、壮族的来源

壮族是我国南方历史悠久的土著民族。早在远古时代，今壮族地区已有人类居住、繁衍。迄今发现的柳江人、麒麟山人、西畴人等近20处人类化石地点，100多处旧石器时代遗址或地点，桂林甑皮岩、柳州鲤鱼嘴、横县西津、邕宁长塘、南宁豹子头、扶绥敢造、隆安大龙潭等300多处新石器时代遗址，还有田东、宾阳、武鸣、恭城、平乐等地的大批春秋战国墓葬，以及左江流域和云南麻栗坡发现的一批具有地方民族风格的原始崖画等，都说明了壮族的历史源远流长。

从体质人类学的角度来看，通过对广西史前人类骨骼与现代壮族活体的调查和研究，也支持壮族是我国南方土著民族的科学论断。研究我国南方发现的大量史前古人类化石的体质特征发现，壮族与历史上岭南的古代居民有着密切的关系。壮族在人种上属蒙古利亚人种华南人类型，其祖先最早应追溯到柳江人。旧石器时代晚期的柳江人已具有鼻孔宽阔等热带人类的一些特征，体骨与股骨显示出其身材矮小，与现代东南亚人比较接近。专家认为，柳江人与北京山顶洞人比较接近，都是原始蒙古人种的代表，但其体质特征已出现南北异形的现象。到了新石器时代进一步发展为不同的地方变异类型。桂林甑皮岩人是新石器时代早期居民，其体质特征与柳江人有着继承和发展的关系，而且与蒙古人种南亚型接近。这一类居民广泛分布于广西、广东、福建沿海一带，很可能是古越人的祖先。通过颅骨测量项目的比较发现，罗泊湾人与甑皮岩人和现代壮族人比较接近。其他体质特征与华南人类型最接近，应属华南人类型，而且可能是长期生活在本地的土著民族。总之，柳江人、甑瓦皮岩人等与现代壮族人都有着较多、较明显的相似体质特征，说明他们都有可能是壮族的直系祖先。

壮族系古百越族群支系西瓯、骆越的后裔。据史书记载，其族称多有变化，周秦时期称骆越、西瓯、南越、濮人等；东汉称乌浒；魏晋隋唐称俚人、僚人、蛮夷等；宋后有僮人、侬人、侬蛮、侬徭、俍人、沙人等称呼。各地壮族自称也不同，有布越、布土、布侬、布傣、布曼、布僚等20多种。新中国成立后，经民族识别，广西、云南、广东等省区凡自称为布越、布僮、布衣、布雒、布侬、布傣、布曼、布僚等的民族，统一称为僮族。1965年遵照周恩来总理的倡议，把"僮"改为"壮"，意为健壮、茁壮，统一称为壮族。

二、壮族概况

壮族是我国55个少数民族中人口最多的民族，根据2010年第六次全国人口普查统计，壮族人口为16926381人，占全国人口1.27%。壮族人口主要分布在祖国的南疆，东起广东省连山壮族瑶族自治县，南至北部湾，西至云南省文山壮族苗族自治州，北达贵州黔东南苗族侗族自治州从江县，西南与越南接壤。这一辽阔的地区聚居着全国壮族人口的99.73%。其中分布在广西壮族自治区的有1658.72万人口，占全自治区总人口的32.15%，占全国壮族人口总数的98%，主要聚居在百色、河池、南宁、柳州、来宾、崇左等市，有相当一部分与汉、瑶、苗、侗、仫佬、毛南、水等族杂居。

壮族人民有自己的语言和文字。壮语属于汉藏语系，壮侗语族，壮傣语支，分为南壮、北壮两大方言，12个土语区。它有自己的语言系统、构词规律和语法体系。1000多年前，壮族人民就利用汉字及其偏旁部首创造了"方块壮字"。20世纪50年代初，国家及时帮助壮族人民创造了以拉丁字母为基础的新壮文，并经国务院批准推行，从而使壮族人民真正有了自己统一的合法文字。

壮族的文化艺术丰富多彩，历史悠久，特点突出。如神秘壮观的花山崖壁画、制作考究的铜鼓已有2000多年历史；名目繁多的壮戏，相传唐代已有；古代、近代和现代壮族文人数以万计的文艺作品让人眼花缭乱、目不暇接；还有壮族民间的神话、童话、故事、传说、歌谣等，以及壮族民间乐器如唢呐、蜂鼓、铜鼓、铜锣、笙、笛、天琴、马骨胡等，世世代代流传下来，给壮民的生活增添了色彩。壮族的舞蹈有"春堂舞""绣球舞""捞虾舞""采茶舞""扁担舞""铜鼓舞"等，主题鲜明、舞步雄健、诙谐活泼、感情真挚，充分体现了壮族劳动人民倔强和爱憎分明的性格特点。壮族还以能歌著称，壮乡常被称为"歌海"，到处可听到嘹亮悦耳的歌声，壮歌的特点是善于触景生情、托物取喻，以猜谜、盘问、对话等形式，唱出有声有色、动人心弦、随口即出的歌词。每到圩日（各地圩日不一），远近几十公里内的青年男女都盛装汇集于"歌圩"（壮族人民聚会歌唱的特定场所），对唱山歌，以表达爱情，进行社交活动。农历三月三日是壮族的传统歌节，广西壮族自治区人民政府在1985年把"三月三"定为文化艺术节，后演化为国际民歌节，吸引了众多中外民歌艺术爱好者，使壮族民间艺术得以传播和发展。

壮族人民有许多独特的爱好和风俗，传统体育项目繁多，如赛龙舟、抛绣球、踩风车、板凳龙、赛高跷、抢花炮、打陀螺、跳花灯、打毛毽、高台舞狮、扳腰、跳"活棋子"、跳"三六九棋"等，无不使人感到民族精神的振奋。又如传统的住房建筑干栏依山傍水，50多种民族服饰有鲜明的特点，图案美丽的"壮锦"、手工精细的"壮绣"闻名遐迩。壮族以大米、玉米为主食，嚼槟榔是传统习俗，槟榔是有些地方招待客人的必需品。"三月三""牛魂节"等传统节日有吃五色饭（5种颜色的糯米饭，多为紫、黄、黑、白、蓝五色）的习惯。壮族的节日有的与汉族相同，还有许多本民族特有的节日，如蚂蚜节、天耕节、牛魂节、三月三歌节、鬼节、糍粑节等。壮族信仰多神，崇拜巨石、老树、高山、土地、龙蛇、蚂蚜、鸟类、祖先等。

唐代以后壮族受道教影响较深。近年来一些外国传教士到壮族城镇建立了基督教教堂、天主教教堂，但对壮族影响不大。佛教传入壮族地区至少可追溯至东晋，壮族对佛教有抗衡心理，因此佛教对壮族影响也不大。壮族居民的婚姻习俗千奇百怪、意味深长，如背新娘、拦嫁、以歌接亲、洞房抢蛋、抢亲等，一些风俗仍沿袭至今。

壮族是一个富于革命斗争传统的民族。在漫长的历史长河里，壮族与其他兄弟民族一道，在反抗封建统治者的政治压迫和经济剥削，以及抗击外敌入侵的斗争中，进行了英勇不屈的斗争。如西瓯部族抵抗秦始皇进军岭南，重创秦军；东汉时期反抗王莽统治；唐代和明代期间农民多次起义；宋代时打退交趾的入侵；近代的金田起义、黑旗军抗法、镇南关战役以及百色起义、龙州起义等，沉重打击了封建王朝及国民党反动派的统治，为维护祖国统一及抵抗外国侵略者做出了卓越的贡献，使壮族的历史闪耀着灿烂的光辉。

壮族是我国最早种植水稻和最先培植棉花的民族之一，高山畜牧业也较为发达。壮族地区的矿产资源、水力资源、海洋资源、动植物资源、旅游资源、药物资源等自然资源极为丰富，具有开发潜力。与这种物质生产活动相应的是壮医药的逐步形成和发展。从柳州、桂林、南宁、百色等处发掘的旧石器和新石器时代的遗物中，可见壮族先民们所使用的工具先后有砍砸器、刮削器、尖状器、石片、骨器、骨针以及陶器等，并有捕获生物及用火的遗迹。这些原始工具中就有可供医疗用的砭石、陶针、骨针。壮族先民原始时代穴居野外，由能取火进而用火来制作陶器、烤煮食物，这些活动有利于人体各组织器官特别是大脑的发育，并减少了胃肠病的发生。在生产活动中，由采集食物进而识别百药，并制造了简单的医疗用具。随着壮族地区社会经济、政治、文化的发展，壮医药逐步形成自己的特点，总结出朴素的理论和大量行之

NOTE

有效的验方、秘方、单方及独特的、丰富多彩的诊疗方法和治疗手段，并在继承发展中发扬光大。

三、壮族社会历史发展概况

（一）氏族部落时代（夏以前）

壮族与祖国人类远祖一样，是由古猿演化而来的。自从有了人类，就有了人类社会，人类社会最早的社会组织就是原始群。从目前掌握的资料来看，最早在瓯骆故地上生活而且证据比较确切的原始人类是距今五六万年的"柳江人"，也就是说，目前瓯骆故地尚未发现属于原始群时期的古人类遗迹。但从壮族民间流传的"布伯"等兄妹互婚的神话传说中，却又反映出壮族历史上曾经历过血缘婚制（即血缘家庭公社），相当于原始群的晚期阶段（旧石器时代中期）。在这个时期，人类是以血缘为纽带组成群体共同劳动的，主要以采集为生，但其群体结构比较简单，彼此的关系也比较松散。由于生产力低下，人们只有依靠集体的联合力量才能获取食物、战胜猛兽，以获得生存，这是原始人类尚处于低级发展阶段的必然规律。壮族先民也与各民族一样，经过了一个数万年的氏族公社时期，即母系氏族公社与父系氏族公社时期。

关于壮族历史上的氏族公社制，不仅在考古学资料中有所反映，在民族学资料中也有所体现。如壮族民间流行的舅表婚或姑表婚习俗，就是远古对偶婚（即恩格斯在《家庭、私有制和国家的起源》一书中所称的"普那路亚婚"或级别婚）的遗俗。新石器时代早期、中期是母系氏族公社的鼎盛时期，壮族地区的贝丘遗址及其文化就是这一时期的产物。最能说明其社会性质的是这类遗址中的墓葬及其所反映的埋葬制度。在桂林甑皮岩、柳州鲤鱼嘴、横县西津及秋江、邕宁长塘和扶绥敢造等贝丘遗址中，都发现有集体丛葬的墓地，而且多数是屈肢蹲葬，少数是侧身屈肢葬和二次葬。在桂林甑皮岩和西津遗址还各发现一处母子合葬墓。二次葬与母子合葬是母系氏族社会最好的证明。

母系氏族公社时期，壮族先民以公社为基本单位，一切生产资料及产品归公社集体所有，由氏族长统一分配，一切成员都在公社范围内进行集体劳动，男子主要从事狩猎和捕捞，妇女抚养子女，并从事采集、制衣、制陶等手工制造业。由于妇女对子女拥有所有权及对产品的保管、加工、分配权利，在公社的经济生活中具有特别重要的作用，所以妇女自然在社会上享有最崇高的地位。每个氏族都推选一名氏族长作为本氏族的组织者和领导者，壮族称为"都老"。都老由本氏族中一位年长、能干、有威望的妇女担当，她不仅是本氏族生产、生活的组织者，而且也是产品的分配者，对外代表本氏族。每个氏族都有一个共同的女性始祖作为氏族赖以联系的纽带和氏族的象征，因而人们把最值得崇敬、怀念、有功的某种动物、植物或自然物作为与女性始祖有特殊关系的象征物，作为本氏族的图腾加以崇拜，继而又常常以这种图腾的名称作为本氏族的名称，以后又演变为本氏族及其后代的姓氏。例如壮族有的氏族因崇拜水牛（壮语称"韦"），便有了韦氏族。

到了距今四五千年的新石器时代晚期，随着社会生产力的提高和生产方式的发展进步，壮族地区的母系氏族制度开始瓦解，"父权制"在"母权制"的胚胎中孕育成长起来，并逐步取代母权制，壮族社会开始进入父系氏族公社阶段，从而改变了男子在社会与家庭中的地位。此时水稻种植不断发展，日益显示出它在人类社会经济生活中的重要地位，成为人们赖以生存的主要生产活动。由于水稻生产技术越来越复杂，体力较强的男子便自然地转移到农业生产上来，制造、革新生产工具，从事各种农事劳动，并逐步取代妇女成为农业生产的主要力量，使妇女退居到日益繁杂的社会服务和家务劳动中去，因此农业生产力有了很大提高。这时期壮族先民最显著的进步是在耕种中使用大石铲、石斧、石锄、石镰、石刀等。新的生产工具的出现，标志着瓯骆先民社会生产力水平的提高和耕作方式的改进，即由前期的刀耕火种发展到铲耕农业阶段；而耕作方式的改进，又促使耕种面积得以扩大和粮食产量得以提高，从而使瓯骆地区的原始农业迈上一个新的台阶。与此同时，瓯骆地区原始居民的活动范围比前期进一步扩大。考古发现表明，这一时期的文化遗址不仅分布于江河两岸，而且还延伸扩大到远离江河的丘陵谷地中，说明当地的耕作面积已有了进一步扩大，农业已逐步发展成为社会的主要生产事业，传统的"攫取型"经济正向"生产型"经济过渡，先民们开始过上了定居生活。

（二）私有制产生时代（商周～先秦）

商周时期，壮族地区尚处于原始社会末期的部落联盟和军事民主制发展阶段，石器和木器仍是人们日常主要生产工具，社会组织松散，各地部落林立，各治其业，互不统属，兼并战争频繁。一些小部落逐渐被势力较强大的部落兼并，也有一些弱小部落相互联合起来，以对抗强大部落的兼并，由此而逐步形成以西瓯、骆越为核心的强大部落群体。这种部落战争使得部落群体不断分化、兼并和组合，此起彼伏，从商周到春秋战国，甚至延续到秦汉。

到了春秋战国时期，壮族社会进入了奴隶社会和青铜时代。这期间由于生产工具的改进，生产力的提高，生产的发展，导致生产关系变更，父系氏族公社逐步演化为农村公社，私有制逐渐产生，原始社会开始解体。因此，西周末年至春秋战国时期是壮族古代社会发展的重要时期，主要标志是青铜文化的产生与发展。这一时期，社会剩余产品日益增加，为农业与手工业的分工和私有制的出现以及社会财富占有的不平等创造了物质条件，最终导致原始社会制度的瓦解和阶级社会的产生。

壮族地区氏族公社的解体是从内部财产继承方式的变更和私有制的出现开始的。壮族是一个农业民族，在氏族时代土地公有，大家集体劳动，产品平均分配。由于生产工具改进，公有的土地已不需要那么多的人来耕种，甚至家族或个人都可以承担，于是氏族公社暂把土地分给各家经营，天长日久，土地便归家庭所有。壮族称"财产"为塘田（壮语称为"谈那"），意为田地，可见田地是最早的个人财产。关于财产分配不公平，生产资料和生活资料的私有在墓葬中体现得相当分明。以武鸣马头乡西周末年至春秋的墓葬为例，这些墓葬虽然形式上属于族墓性质，但它已有四个变化：第一，墓葬明器较多的墓穴处于墓地的坡顶中心，而较少的则分布在其四周，表明墓主生前已有了地位高低和贵贱之分；第二，随葬品多少不均；第三，墓坑规格大小不一，差别较大；第四，随葬的规模、价值、质料不同，显示出财富的多寡及地位的尊卑。其他地点的明器也说明了私有财产的产生和氏族公社的解体。

青铜器和铁器的出现以及在农业生产中的运用，标志着瓯骆地区社会生产力有了飞跃发展，促进了壮族地区农业、手工业、医药卫生、语言文字、文化艺术等各个领域的飞速发展，壮民生活水平大大提高。另外，在这一时期，岭南瓯骆族与中原地区的关系在前期的基础上又有了进一步的发展，两地的经济交往和文化交流日趋频繁。岭南的土特产不断运到中原，中原文化及较先进的生产工艺以更新更快的态势传入岭南地区，且岭南越人与楚人文化也发生了密切的关系，故而大大促进了生产力的发展。生产力的提高必然会引起生产关系的变更，部落或氏族首领凭借着他们的威望和掌握生产及生活资料分配权、产品交换支配权，逐步把人们创造

NOTE

的财富掌握在自己手中，进而占为己有，从而使部落或氏族内部出现贫富分化的现象，部落或氏族首领逐渐蜕变成奴隶主。社会内部分化为"君""侯""将""民"等阶层，君、侯、将是奴隶主，他们不仅把土地山林据为己有，而且把氏族成员变为奴隶，变成他们"会说话的工具"，剥削奴隶的剩余劳动，攫取日益增多的社会财富。这样，原始的氏族公社便解体，为私有制所代替。

到了先秦时期，壮族先民已摸索出一套成功的生产生活方式，使自己获得了生存和发展，并逐步形成了与自然环境相和谐、与其生产方式和经济形态相适应、具有鲜明地方民族特色的生活习俗。如人体装饰文化已相当丰富，主要有文身、文面、拔牙、凿齿、服饰、头饰、佩饰等；绘画艺术到了承前启后和富有成就的一个时代，左江流域崖壁画群就是最好的例证；雕塑艺术也得到了发展，主要体现在青铜铸造的"模"与"范"的雕塑制作方面，因此又促进了青铜铸造业的发展与繁荣；民间的教育、舞蹈、民歌等文化及生活方式达到了一个新的水平。在这一时期，壮族先民盛行巫术，笃信鬼神。同时，壮医药也得到了飞速发展，针刺治病就是在这一时期产生的，《山海经》（战国作品，作者不详，我国最早有药物功效记载的书籍）也在一定程度上反映了先秦时期壮族先民对医药的认识水平。

（三）郡县划一时代（秦~隋）

由于历史和地理条件等方面的原因，岭南越人的社会发展比较缓慢。在商周时期，中原地区已进入奴隶制社会，而地处岭南的越族地区还属蛮荒之地，处于原始社会末期的部落联盟或军事民主阶段。春秋战国时期，中原地区已进入封建社会，岭南越族社会才开始进入奴隶社会。虽然这时期社会经济有了较快发展，但由于地属僻壤，交通闭塞，故仍然是"山高皇帝远"。直到公元前221年秦始皇统一中国，岭南地区才开始处于中央封建王朝的直接统辖之下，成为伟大祖国版图不可分割的一部分，其地的越族社会亦开始进入一个新的发展时期，社会经济得以快速发展。

秦始皇统一中国之时，中原地区早已进入封建制社会，为了加强封建专制主义中央集权和巩固国家的统一，秦始皇按照中原地区所推行的郡县制度，在岭南地区设置桂林、象、南海三郡。历代虽有所变迁与发展，但由于特殊的地理环境和政治、经济状况，汉代至隋代壮族先民分布地区所设郡县以"初郡"的方式来统治，其特点是政治上"且以其故俗治"，经济上"无赋税"，结果起到了缓和、消除民族间的隔阂和矛盾，促进民族团结与合作，以及促进岭南社会经济文化发展的积极作用。在这种情况下，岭南地区开始形成了奴隶制；东部地区由于交通便利，与中原关系较密切等原因，生产力发展较快，封建化的进程也较快；而西部地区远离中原，交通不便，与秦代中央的联系较困难，生产力发展及封建化进程较慢，因而岭南地区东、西部的经济发展呈不平衡状态。

这一时期，岭南地区的经济和文化得到了较好的发展。农业方面，此时已使用铁制工具和牛耕，兴修水利，著名的水利工程——灵渠把长江与珠江两条水系连接起来，促进了岭南地区与中原经济文化的交流，加快了岭南地区农业的发展，在施肥、选种引种、栽培方法等方面得到了改进。手工业方面，随着青铜冶铸业的兴盛，出现了铸造工艺精致、文化内涵丰富、闻名中外的铜鼓，说明壮族先民当时已熟练地掌握了冶铜的提纯技术，冶炼技术水平很高，同时熟练地掌握了合金技术，以至于今天还未能将该技术仿制成功。铁器制造工艺也达到了很高的水平，贵港市郊罗泊湾一号汉墓出土的两把长剑，在地下泥水里淹埋了2000年，出土时仍乌黑发亮，无丝毫锈蚀，锋利如新。其他如陶瓷、漆器、玉石、纺织、竹木器等手工业也都取得了很高的成就。随着经济的发展，商业和交通也比较发达。

壮族先民在长期的生产生活实践过程中，通过和汉族的文化交流，产生了丰富多彩、具有鲜明特色的文化。一方面在原始社会图腾崇拜的基础上，壮族先民有关巫的思想观念根深蒂固，人们笃信鬼神，凡事问卜，至今仍可见其遗风；另一方面深受中原文化的影响，儒家思想逐渐深入壮民人心，壮族先民开始重视教育。这一时期的壮族文学主要是歌谣、传说和民间故事等口头文学。从这些传说和故事中，我们可以窥见有关壮族先民历史、民俗、思想观念等方面状态，为我们研究壮族古代社会提供了宝贵的文献资料。

（四）羁縻制度时代（唐~五代）

自秦汉以来，中原封建王朝对周边少数民族地区实行羁縻政策，这种政策到了唐代逐渐完备并形成制度，在壮族地区出现羁縻州县与一般州县并存的局面。羁縻州县制与一般州县制的区别在于：羁縻州县建制上以部落为基础，行政长官均由原部落酋长充任，其居民不必直接向国家缴纳赋税；羁縻州县可拥有自己的武装力量，法律上有相对的独立性，享有相当的自治权和法制权。这种制度有其优越性，但其局限性也是明显的。由于羁縻制度是以部落的大小设置的，"大者为州，小者为县，更小为峒"，而且是"互不统属"的分散割据状态，这种分而治之的制度，最终限制了少数民族地区的政治、经济、文化的发展，所以直到唐代和五代，桂东地区才逐步封建化，而桂西山区仍属奴隶制。

唐代是我国封建经济繁荣的时期，壮族地区的经济也有较大的发展。特别是桂东地区，唐代至五代壮族先民已普遍使用铁制工具和牛耕，农作物的品种和耕地面积都有所增加，出现稻麦两熟制，粮食产量增加。手工业也得到了发展，唐代壮族先民纺织的各种布艺和开采的各种矿产及其加工制品，已被唐代指定为贡品。随着农业和手工业的发展，商业和交通也繁荣起来。但桂西地区仍处在比较落后的奴隶制，农业和手工业等方面都相对落后。

秦代至五代，汉文化对壮族地区产生了重大影响。由于州、县学的设立，儒家思想得到了广泛的宣传，唐代壮族地区已推行科举制度，因此壮民的文化水平得到提高，思想和生活习俗也随之发生变化，但巫文化仍继续存在，歌圩形成并流传至今。随着与中原汉族交流的不断增加，壮族地区的社会、政治、文化、习俗以及医药等情况，通过汉人的著述得以传播和保留下来，壮医药见之于文献记载的自《山海经》《神农本草经》之后越来越多。

（五）土司制度时代（宋~清初）

宋、元、明、清封建王朝在我国南部和西南部少数民族地区普遍实行土司制度，即中央王朝册封当地少数民族中有威望、有势力的首领为职官，为其划疆界，维持他们内部原有的社会结构、经济形态和风俗习惯。土司制度由羁縻制度发展而来，进一步加强了中央王朝对壮族地区的统治与控制，但是这一制度加剧了土官和民众以及土官和中央王朝之间的矛盾，影响了壮族地区社会和经济的发展，最后不得不改土归流。

两宋时期，北方、中原地区战争频繁，严重影响了生产，中央王朝被迫把经济重心南移，采取鼓励垦荒和轻赋措施。加上思想文化的发展，汉族移民的不断增加，带来了先进的生产技术。还有政治制度方面的改土归流，解放社会生产力，提高了壮族人民的生产积极性，促进了壮族地区社会经济的不断发展。农业方面通过大力兴修水利，改善灌溉工具，同时提高种植技术和增加作物品种，得到了较为迅速的发展。纺织、陶瓷等手工业及采矿、冶炼、铸造等工业也开始兴盛，如著名的壮锦即是明清时期的纺织品。商贸和交通也较前代有较大发展。

由于地理环境不同，受先进的中原汉文化影响的早晚和深浅不同，东部壮族地区和西部壮族地区的社会发展很不平衡。此间，东部地区社会发展较快，易于治理，而西部地区则社会发展较落后。到了宋代，东部地区大多已处在封建化和壮、汉民族交往的进程之中，而西部地区仍可见到奴隶制的残余。

宋代以来，壮族地区的州、县学已普遍兴建，并出现了书院。通过广泛推行科举，促进了文化的发展。古壮字（方块壮字）自唐代出现之后，在民间已广泛使用，对壮族文化的发展起到了积极作用。儒家学说的普遍传播，对壮族文化思想产生了很大影响；同时，佛教思想深入民间，但巫文化思想仍占有一定的地位。壮族的民间文学和民间艺术也有所发展。

（六）半殖民地半封建社会时期（清代中叶~民国）

清代中叶，以鸦片战争为起点，闭关自守的中国封建社会沦为半殖民地半封建社会。广西与广东、越南交界，又有海上通道北部湾。帝国主义的魔爪早就伸向广西，从政治、经济、文化各方面对壮族地区进行侵略。政治上，由于列强侵略，广东等东南沿海破产的农民、手工业者和小商贩大量涌入壮族地区，使社会矛盾尖锐复杂。中法战争后，法、英直接干涉广西内政，广西壮族地区已成为法国的势力范围。经济上，鸦片输入，白银外流，农民破产，进而开放口岸，洋货充斥，土产矿产被掠夺，农业和手工业相结合的自然经济逐步解体。文化上，列强取得传教的特权，使西方文化、宗教信仰等得以传入壮族地区。在此种情况下，壮族地区的资本主义经济逐渐萌芽并缓慢发展，壮族社会向半殖民地半封建社会转化。

在资产阶级领导的辛亥革命运动中，壮族人民积极参加并发挥了积极的作用。在旧桂系统治时期，壮族地区战争频繁，社会混乱，经济停滞不前；到了新桂系时期，广西的政治、经济、文化、教育、卫生、交通等各方面得到了长足的发展。

新民主主义时期，在中国共产党的领导下，壮族人民在大革命、土地革命战争、抗日战争、解放战争中创造了辉煌的业绩，为推翻封建主义、帝国主义，建立人民民主专政，为中华人民共和国的成立，做出了伟大的贡献。壮族人民翻身做了主人，壮族地区的政治、经济、文化得到了相应的发展。

（七）民族区域自治时期（新中国成立~自治区成立）

1949年12月11日，广西全境解放，壮族人民和全国各族人民一样获得了新生，壮族的历史也从此开始了新的纪元。壮族地区开始建立各级人民政府，壮族人民与各族人民一道，在中国共产党的领导下，为继续完成新民主主义革命时期遗留下来的任务，实现由新民主主义向社会主义转变而奋斗。

首先，配合中国人民解放军消灭反革命残余武装，巩固人民政权，为一系列的社会改革扫清道路，打破了国民党反动势力企图在边疆民族地区建立所谓的"根据地"梦想。值得一提的是，壮族儿女在剿匪斗争中英勇作战，与其他兄弟民族一道，配合人民解放军全歼壮族地区境内土匪，取得剿匪斗争的胜利，在壮族人民革命斗争史上谱写了光辉的一页。

其次，进行土地改革运动，摧毁了地主阶级的反动统治，废除了地主土地所有制，建立了农民土地所有制。地主阶级的封建特权被打垮了，广大壮民获得了土地，成为土地的主人，挣脱了几千年来束缚在他们身上的锁链，推翻了压在他们身上的"三座大山"，在政治上、经济上真正翻了身，实现了壮族人民长期以来经过无数次英勇斗争所追求的"耕者有其田"的理想，壮乡发生了历史性的巨大变化。

第三，进行对农业、手工业和资本主义工商业的社会主义改造，实现了生产资料从私有制向社会主义公有制的转变。它是壮族社会历史上的深刻社会变革，从此壮族人民与汉族及其他兄弟民族结成了社会主义团结友爱、互助合作的新型民族关系，在中国共产党的领导下大踏步地走上了社会主义康庄大道。

由于壮族居住的地域广阔，而且多是山区，交通很不便利，加上历代封建统治者对少数民族长期采取"分而治之"和"以夷制夷"的政策，挑拨民族内部关系，制造民族内部纠纷，破坏民族团结，因而壮族人民在历史的发展过程中，从未有过在政治上、经济上、文化上统一的机遇。基于这一原因，在党中央、国务院的关怀下，壮族地区在开展民主建政的同时，开展了建立民族区域自治的工作。1952 年 12 月 10 日，桂西壮族自治区成立，1956 年 3 月 5 日改名为桂西壮族自治州；1958 年 3 月 15 日，广西壮族自治区成立；1958 年 4 月 1 日，云南省文山壮族苗族自治州成立；1958 年 5 月 29 日，广东省连山壮族瑶族自治县成立。另外还在一些散居有壮族居民的地区建立了壮族乡，使散居的壮族人民尽可能地享受到民族区域自治的权利。党的民族区域自治政策体现了党对壮乡儿女的关怀，标志着党和国家确认了壮族在祖国多民族大家庭中应有的地位，开创了壮族享受民族平等权利的新纪元，标志着壮族人民与各民族兄弟平等、团结、互助、合作的社会主义民族关系进入了一个新的发展阶段。它对发挥各民族人民当家做主的积极性，加速壮乡经济、文化等各项建设事业的发展，起到了巨大的推动作用，使壮乡人民的生活一步步走向繁荣。

四、壮族社会历史的特点

壮族是中华民族的重要组成部分，其社会历史发展基本上与中原汉族一致；但由于特殊的地理环境和政治、经济、文化状况等因素，壮族的社会历史发展具有一些明显的特点，这些特点对壮医药的存在和发展有着重大的影响。

（一）自古就是祖国大家庭的一员

有比较充分的证据显示，壮族是岭南的土著民族，在原始社会，壮族度过了漫长的独立发展阶段。秦始皇统一岭南后，壮族先民就成了祖国民族大家庭的一员，2000 多年来从来没有脱离过。

秦始皇时期，在岭南地区设置桂林、象、南海三郡，壮族正式纳入伟大祖国的版图。

汉武帝时期，岭南分设儋耳、珠崖、南海、苍梧、郁林、合浦、交趾、九真、日南九郡，壮族先民主要分布在南海、苍梧、郁林、合浦四郡。

三国时期，壮族先民大部分分布在吴国统治下的交州、荆州（吴后期为广州、荆州）二州范围之内，分设南海、苍梧、郁林、合浦、高凉、朱崖、高兴、桂林、临贺、始安、始兴十一郡。

晋代，壮族先民分布于广州、交州、宁州三州之内。西晋初年分设诸郡同三国时期（但废朱崖郡，合浦郡改为宁浦郡）。其后又有些变化，如废高兴郡，所属县并入高凉郡。

南北朝时期，壮族先民分布地区分属广州、越州、潮州与宁州，广州领十八郡，越州领九郡，潮州与宁州涉及壮族先民分布地区的分别有三郡和二郡。

隋代，在壮族先民分布的地区设有南海、龙川、义安、高凉、信安、永熙、熙平、苍梧、始安、永平、郁林、合浦、宁越十三郡。

唐初，分天下为十道，壮族先民主要分布在岭南道（包括今广东、广西两省区）。开元二十一年（733年），分岭南道为东、西两道，设置桂、容、邑三管，下设的州县在唐代不同年间多次调整、更名。据《新唐书·地理志》载，分为江南道黔州都督府十一州，岭南道桂州都督府七州，邑州都督府二十五州，安南都护府八州，剑南道戎州都督府四州，共计五十五州。有些州下设领县，共四十八个县。如江南道黔州都督府的珠州（今广西宜州市怀远镇一带）领多梅、古阳、多奉三县。

五代时期，壮族先民所处地区先是北部属楚国，南部属南汉。后来南汉吞并了北部，于是全属南汉。

宋代初时，仍沿袭羁縻州县，后逐渐过渡到土司制度。这些羁縻州县主要分布在广南西路的西部地区，隶属于邕州都督府、庆远府等。

元代时，土司制度确立，广西设西江道宣慰使司都元帅府，隶属于湖广两省，下设路、州、县，土司地方为土州土县。

明代，壮族地区土司府、州、县甚多，计有土府四个，土州四十一个，土县八个。

清代，壮族地区土司制度逐渐衰亡，实行改土归流，但仍残存小土司，直到1928年才最后改流完毕。又由于广西东部和北部的壮族大量同化于汉族，形成汉族占多数的局面，从而逐渐形成现代壮族的分布格局。

（二）从未形成统一的政治体制

壮族早期处于蛮荒边地，所属地区非常广阔，交通闭塞，虽自秦始皇时期纳入祖国的版图，但历代中央王朝对壮族地区实行"分而治之""以夷制夷"的政策，使壮族互不统属，以致壮族从来没有形成共同的中心，即没有自己统一的政治体制。唐宋之间僚人、壮人起义，曾企图建立地方性的民族统一政权，也终归失败。唐至德元年（756年），西原州首领黄乾耀联合各地起兵，武装反对唐王朝，经过3年时间控制了18个州，建立起僚人地方民族统一政权。宋代皇裕四年（1052年），壮族著名农民起义领袖侬智高发动了反对北宋王朝的起义，先后建立了大历国、南天国、大南国。但这两次起义最后均以失败告终。由于壮族从来没有形成自己统一的政治体制，故在一定程度上阻碍了壮族地区的发展。

（三）壮族从未入主中原

中原是养育中华民族的摇篮，是历代中央王朝政治、经济、文化中心，是兵家必争之地，所谓逐鹿中原，就是为了统治全国。历史上中央王朝的统治者大多是汉族，但也有例外，如元代时的蒙古族、清代的满族都曾入主中原，这些少数民族之所以能够一度坐镇中原，当然与其社会、政治、经济、文化达到相当的水平有关。壮族是除汉族外的第二大民族，由于没有形成自己的统一政治体制，社会、经济、政治、文化等较落后，所以无缘进入中原。值得注意的是，前述少数民族入主中原后，均被汉族同化，对其社会、政治、经济、文化起到促进的作用；而壮族没有这个机会，对其自身的发展是有影响的。

（四）壮族有很强的向心力

壮族人民在历史上表现出很强的向心力，自觉保护和维持祖国民族大家庭的统一。唐代西原州僚人起义、宋代侬智高起义虽曾"称王置官吏"，或建国号，但只是建立地方性的民族统一政权而已，并非分裂国家，尤其是侬智高起义的原因是请求内附不允的情况下被迫进行的。宋代壮族人民坚决反击交趾的侵略，交趾侵占南宁仅一周便被壮族英雄儿女打败而驱赶回河内，谱写了壮族人民保卫国土的赞歌。明嘉靖年间，倭寇疯狂骚扰我国东南沿海，壮族女英雄瓦氏夫人应召率士兵赴抗倭前线，屡建奇功，为保卫我国东南沿海地区的安全做出了重大贡献。19 世纪中晚期，壮族人民在援越抗法、保家卫国斗争中取得了伟大的胜利。20 世纪中期，壮族人民与全国人民一道，取得了援越抗美斗争的彻底胜利。新中国成立初期，壮族儿女主动配合人民解放军消灭反革命残余力量，主动投入剿匪斗争中，并积极响应党中央的号召，进行土地改革和社会主义改造。建立自治区以后，更是紧密地团结在党中央周围，经历了多次运动也没能动摇壮族儿女走社会主义道路的决心。这些事实都说明，壮族具有很强的向心力。

（五）壮汉文化与医学互相渗透、并存

文化内涵丰富，包括哲学、宗教、科学、技术、文学、艺术、教育、风俗等，是一个包含多层次、多方面内容的统一体系。壮族有着自己的优秀文化传统，所以在长期和中原汉族交往过程中，壮汉文化交流呈双向性，而不是单向性，壮族地区自古至今呈现出壮汉文化互相渗透和并存的局面。

汉代刘向著的《说苑·善说》记载了春秋时代的一首《越人歌》，经现代学者研究，认为是古代壮汉文化交流的结果。广西上林县壮族首领韦敬办所撰的《澄州无虞县六合坚固大宅颂》及《智城洞碑》的碑文（现仍保存在广西上林县），说明在汉文化的影响下，作为部落大首领同时又接受王朝任命封号的州官韦敬办已具备有一定的汉文水平，这也是壮汉文化交流发展初期的一种反映。在壮族地区，儒家学说普遍传播，道教经过改造，亦为壮族所接受。在生产技术方面，很早就从中原输入铁器。在文化教育方面，壮族地区兴办学校，推行科举制，习汉文、写汉字等，都是中原先进文化传播的结果。同时，壮族自己的优秀文化传统亦绵延不断，并结出丰硕的成果。壮人虽习汉文、写汉字，但本民族的语言依然存在和发展，并产生了方块壮字，巫文化、口头文学、民间传说盛行，独特的民风民俗代代相传，特别是花山崖壁画、铜鼓、壮锦等，更是壮族灿烂文化的代表。

壮族在秦以前基本处于独立发展的状态，其政治、经济、文化等都是一种封闭的系统。作为壮族文化体系一部分的壮医，这一时期是经验积累的阶段。随着秦始皇统一岭南，壮族成为中华民族的一员，壮汉文化交流才有发展，一方面先进的中原文化在统治阶级的推行下深入壮族地区；另一方面壮族地区的文化也得以进入中原。来自中原的儒家思想和道教文化等，通过兴办学校广为传播，先进的手工业和农业技术随着汉人的南迁而进入壮族地区，这无疑有效地促进了壮族地区社会和文化的发展和进步。在壮汉文化相互渗透的过程中，壮医药受到汉文化，尤其是中医学的重大影响，在原有的壮医药丰富的实践经验基础上，吸收了中医阴阳、气血、脏腑等理论以及诊断技术、治疗方法等内容，充实了壮医药独特的理论体系，使壮医对人体的结构、生理、病理及疾病的发生、发展和传变有了更充分的认识，从而积累了丰富的临床经验。与此同时，中医也从壮医中吸取了瘴气、痧症等病证观念，壮族地区的针刺等诊疗技法和药物，尤其是毒药和解毒药也丰富了中医学的内容。

（六）社会形态发育均欠完善

人类社会先后经历了原始社会、奴隶社会、封建社会、资本主义社会、社会主义社会等历史阶段，但是每个国家（民族）所经历的这些社会有先有后，时间有长有短，社会形态发育有的完善，有的则欠完善。考察这些情况（除原始社会外），有助于了解每个国家（民族）的历

史状况。

　　壮族和汉族一样经历了上述的社会形态，但各个社会形态发育均欠完善。如中原地区在夏商就进入了奴隶制社会，而壮族地区在秦汉时代才形成奴隶制，而且停留在家长奴隶制阶段（至今关于壮族古代社会是否经过奴隶制仍有不同意见）；壮族地区直到宋代才进入封建领主制社会，但受羁縻、土司制度的束缚，发展缓慢；至于资本主义，1840年鸦片战争后中原地区才萌芽，壮族地区的情况就可想而知了。因而壮族地区的社会、经济都比较落后，从而影响了文化思想以及医学的发展。

第三节　壮族地区自然环境及社会、经济、文化、科技等与壮医药的关系

　　和其他民族医药一样，壮医药具有明显的民族性和区域性，其形成及发展除了与壮族地区特定的社会历史条件有密切关系外，还与其自然地理环境、气候特点、经济、文化、民俗等有密切的关系。

一、壮族地区地理环境、气候特点与壮医药

　　古人早已认识到自然地理环境及气候特点对医药的产生和发展有着重要的甚至是决定性的影响，《黄帝内经》对这个问题有专门论述。

　　壮族聚居地区位于东经99°57′到112°，北纬21°31′到26°45′之间，地貌基本特点是：西北高，东南低，由西北向东南倾斜；四周高，中间低，四周多山，中部和南部多平地；山地广阔，平原狭小，岩溶广布。气候属亚热带湿润季风气候，年平均温度20℃左右。夏季日照时间长，冬天霜雪较少，雨量充沛，夏湿冬干，故暑、湿、火、热等致病因素易侵犯人体而发病，特别是痧、瘴、毒等地方病，发病率很高。岭南地区自夏至秋暑气炎蒸，燥热燔灼，淫雨连绵，致使草木腐败、虫蛇死亡、沟渠污垢等酿成秽浊之疠气。秽浊的气候环境容易导致人体气血阻滞而发为痧病。隋代巢元方《诸病源候论》指出瘴气是由"杂毒因暖而生""皆由山溪源岭瘴湿毒气故也"。《岭外代答》则指出，瘴气是由地产毒药污染水源所致。壮族先民常结合壮族地区特殊地理环境给瘴气定名，如毒水瘴、蛇瘴、蚯蚓瘴等。

　　壮族地区古代草密林茂，素有"岭南多毒"之说。所谓岭南多毒，一是指适合岭南气候条件生长的毒草、毒虫、毒蛇多；二是指气候炎热，草木、动物腐烂后污染水源造成水毒、蛊毒多；三是指岭南先民在狩猎、战争中利用草毒、蛇毒制成的毒箭多。

　　在长期与疾病做斗争的过程中，壮族先民总结出了许多治疗痧、瘴、毒等病症的方法，发现了大量有效的药物，尤其是动物药、毒药和解毒药。由于气候炎热、草木旺盛，毒药及解毒药的品种很多。《本草拾遗》曰："岭南多毒物，亦多解物……"《海药本草》载："岭南多毒，家家贮之。"《诸病源候论·蛊毒病诸》记载了岭南俚人（壮族先民）使用的五种毒药——不强药、蓝药、焦铜药、金药、菌药。壮族先民使用的解毒药范围很广，主要有解虫毒、解蛇毒、解食毒、解药毒、解金石之毒、解箭毒、解蛊毒药等。还有一些解毒范围很广的解毒药，如《本草拾遗》载："陈家白药，味苦，寒，无毒，主解诸药毒……"

由于壮族聚居地区的地理环境、气候条件很适合各种动物生长繁殖，因而动物繁多；而壮族先民在长期的生活中形成了喜食蛇鼠及各种山禽的习惯，天长日久，对这些动物的药用价值有了独到的认识和体会。如《桂海虞衡志》载："石鼠……治咽喉疾效如神……风猩……其溺及乳汁主大风疾，奇效。"《本草拾遗》载："玳瑁……俚人刺其血饮，以解诸药毒。"《梦溪笔谈》指出："邕州所贡蓝药，即蓝蛇之首，能杀人；蓝蛇之尾，能解药。"直至现在，壮医对使用牛黄、麝香、鹿茸、猪胆、熊胆、五灵脂、毛鸡、鸡内金、蛇胆、蛤蚧、白花蛇、蟾酥、海马、蜂房、蝉蜕、桑螵蛸、乌贼骨、牡蛎、龟板、鳖甲、珍珠、蚯蚓、蜈蚣等动物药仍有独到的经验，用之于临床每获良效。壮民们生活在野生动物繁多的环境中，被动物咬伤、撞伤是在所难免的，因而对动物伤害的防治也积累了相当丰富的经验，尤其是对毒蛇咬伤的防治更有特色，壮乡的"蛇药""蛇医"早已闻名遐迩。据《广西药用动物》统计，广西常用的动物药有125种，是壮族人民长期生活经验的总结。至今壮族民间尚有"扶正补虚，必配用血肉之品"的用药习惯，壮医擅长使用动物药的特点由此可见一斑。

除药物治疗外，壮族先民还总结了许多其他疗痧、治瘴、解毒的治疗方法，如刮痧、针刺、针挑、烧针等。例如，由于气候炎热，多雨潮湿，故易生痈疡；山高林密易于受伤，且伤口极易成脓，由此而开创了浅刺、浅割排脓疗疮治伤的外治法。壮族先民在山多石多的生长环境中自然而然地发明了砭石治病的方法。树林、动物繁多，提供了原始的针具材料，且随处可得，如植物刺针、骨针、箭猪毛针等为木刺、骨刺、竹筒罐等疗法的发明创造了条件。壮族先民发明运用的许多治疗方法至今仍在壮乡各地流传，是壮医治疗疾病的重要手段，为壮族人民的健康繁衍做出了不可磨灭的贡献。

二、壮族土司制度与壮医药

壮族地区的土司制度渊源于秦汉的土官土吏，开始于唐的羁縻制度，形成发展于宋元，全盛于明代，没落于清代，消亡于民国时期。

土司制度从开始到消亡经历了1000多年的漫长历史，而这一时期正是壮医药初步形成和发展的阶段，所以我们认为土司制度对壮医药的形成和发展有着重要和深远的影响。

（一）土司制度对壮族地区政治、经济和文化的影响

土司制度对壮族地区政治、经济、文化的影响是多方面的。中央王朝册封当地少数民族中有威望、有势力的首领为职官，划分其疆界，使之"世领其土，世有其民"，维持他们内部原有的社会结构、经济形态和风俗习惯等，使中央王朝与边疆少数民族之间的矛盾得到缓和，保持民族地区的社会安定，从而促进其经济和文化的发展。同时，壮族和汉族之间的文化双向交流，亦对壮族地区的政治和文化产生了深远的影响。

周光大主编的《壮族传统文化与现代化建设》（广西人民出版社，1998）一书，把壮族传统文化的基本特征概括为独特性、共华性、包容性和二重性四个方面。其包容性主要体现在：①不少土司头人汉文化水平较高，吸收了很多汉文化知识。②壮族地区的某些土官和土民原本系汉人或其他少数民族，后被强大的壮文化所融化。③土司制度本是封建王朝压迫人民的工具，却民情易服，故能较长期存在。结合史实，可以肯定土司制度时期的壮汉文化交流比以前有更大的发展。医学是文化的重要组成部分，故在壮汉文化双向交流中，壮医药也得到了较大的发展。

(二) 土司制度对壮医药的促进作用

土司制度在特定的历史条件下，促进了壮族地区政治的安定和经济、文化的发展；同时，土司制度对壮医药也有促进作用，具体表现如下：

1. 土司制度下的医药机构　在土司制度下，官方设有医药机构，官方和民间有一定数量的专职医药人员，地方志对此有明确的记载。据不完全统计，明代嘉靖十年（1531年）广西壮族聚居的40多个州府县土司均设有医学署，如庆远府、思恩县、天河县、武缘县、永淳县、南宁府等（均为壮族聚居地）。这些医学署的医官"本为土人"，在土司家属中亦有专门从事医药工作的人，说明在土司制度下壮医药是有一定社会地位的，这是土司制度对壮医药促进作用的一个方面。

2. 土官对壮医药的重视　土官对壮医药的重视表现在对名医、神医、药王的崇拜和纪念以及对民族医药采取的一些褒奖措施。

清代《宁明州志·上卷·祠庙》记载："医灵庙在东门外附近城脚。"《邕宁县志·卷四十三·祠祀志》谓："药王庙，在北门大街，东岳庙左侧。"《柳州县志·卷三》称："药王庙，在西门内。"清代以前，壮族地区基本上没有西医，中医也为数不多。这些被立庙纪念的神医、药王，尽管没有标出姓名，但在很大程度上可以说是民间名医，在壮族地区即是壮医。因为他们的医术高明，能为患者解除疾病痛苦，以及他们医德高尚，因而受到群众的敬仰。忻城土司衙门附近现仍保存有一座清代修建的"三界庙"，"三界"是一位内科、外科、五官科都精通的神医，而且名气很大，因此得以立庙享受百姓香火。三界庙能修到土司衙门旁边，亦可以从侧面反映这位神医在土官土民心目中的崇高形象。

土司对民族医药采取的一些褒奖措施，对于民族医药的发展，应当说也有一定促进作用。广西庆远协左营三司把总（土官名）李某赠给名医谭靖修一块牌匾，大书"妙手婆心"四字；一些民间壮医因医术高明、德高望重而被作为地方名人入选地方志，如《融县志》记载："路顺德，古鼎村人，殚精医学，著有《治蛊新方》一册。"《象县志》记载："覃德本，同庚村人……善治跌打损伤。"《三江县志》记载："侯第福，寨壮乡佳林村……善脉理，用草药。"等等。正是由于壮医药在土司制度下受到一定程度的重视，一些特殊的诊疗方法和验方、秘方得以初步总结和逐步提高，如壮医浅刺疗法、斑麻救法、青蒿绞汁内服治瘴等，早在宋代文献中就有记载。南宋医书分类中还出现了《岭南方》一类（专门列岭南少数民族医方）。清代《柳城县志》指出："病者服药，不尽限于仲景叔和，间有用一二味草药奇验者。其他针灸之术，以妇人尤为擅长。"著名的壮医药线点灸疗法，其主要传人就是清末民初的柳江女壮医覃氏。

3. 土司制度对壮医药的消极影响　在政治上，土司制度是"以夷制夷"的民族压迫政策的产物。土官是封建王朝封赐而独霸一方的统治者。在土司统治地区，土官既掌握着政治特权，又完全控制着经济领域，这种封建领土专制比起之前的奴隶制来说，虽然是社会的进步，但它并不是什么理想的天堂，而是有其反动、罪恶、残酷的一面。特别是土司制度发展到明代晚期，这种腐朽没落性更加明显地表现出来。土官自恃雄长，独断专行，权力欲膨胀，土司间经常发生武装侵扰。在土官家族内部，也常因争夺官位而相互残杀。由于长年干戈不止，战乱频繁，严重地阻碍了壮族地区社会生产力的发展。

由于生产力发展水平较低，这就从经济基础上影响了壮医药的进一步发展。首先是专业壮医队伍受到限制，特别是能进入到官办医药机构中的壮医为数更少，绝大多数壮医只能流散在民间行医。在清末民间编纂的一些地方志中，虽然还有医学署的记载，实际上这些机构早已荡然无存，也未能重修。这种情况直接影响到壮医药的学术发展。其次，由于分科不细，多数壮医的治疗方法只能停留在经验阶段，未能进一步提高，有的甚至由于后继乏人而湮没失传。土司连年征战，对于毒药、毒箭之类的东西，作为重要武器之一，是比较重视的，而对于民间的常见病、多发病、地方病的防治，则没有足够的重视，因而阻滞了壮医对这些疾病防治认识的发展。

土司制度下的狭隘、保守、封闭思想意识，对于壮医药的发展也是一种不可忽视的消极因素。据文献记载，晋代的葛洪等医药学家，唐代的柳宗元等文人流官，都曾把中医药传播到壮族地区；宋代咸平初年，广南西路转运使陈尧叟"集验方刻石桂州驿"，邕州知府范旻"下令禁淫祀""市药以施治""并刻疗病方书，置诸厅壁"。前述诸人对于中医药的推广做了一定的工作，但由于土司制度的落后、保守和封闭，壮族地区的中医药是不发达的。如壮族聚居的靖西县直至新中国成立前夕也只是在县城有一两家中药铺。一些读过几本中医书的民间医生"一经临证拟方，病人服之有验者殊少。此殆于精微变通之处犹有欠欤"，说明医生医术并不怎么高明。由此可知，有比较完整理论体系的中医学术在土司制度下未能较多地影响和渗透到壮医药之中，这对于壮医药的发展和提高是不利的。另外，在土司制度下，壮医药还常常被披上迷信的外衣，这就束缚了它的发展。

客观地评价土司制度对于壮医药的影响，应该说既有积极的一面，又有消极的一面，不可全盘否定，也不能全盘肯定。土司制度对于壮医壮药的民族特色、地方特色的保留是有其历史功绩的，并使壮医药在漫长的岁月中得到一定程度的发展。另外，在壮族尚未形成本民族的规范化文字的情况下，壮医药居然能通过口授心传和部分汉文资料得以流传下来，这不能不认为是与土司制度有一定的关系的，其积极作用的一面是不可抹杀的。

三、壮族经济、文化及科技发展与壮医药

壮族是岭南地区的土著民族，经过漫长的独立发展的时期，包括原始社会、奴隶社会以及封建社会前期，直到中原地区进入封建地主制社会才由秦始皇统一，所以其经济与文化具有极强的个性。后来虽受汉族文化的巨大影响，但仍在某种程度上保持其个性，这与壮医的产生和发展有密切的关系。

目前在壮族聚居地区已发现的旧石器时代遗址有 100 多处，仅在百色、田阳、田东、平果等 4 个县境内的右江两岸的河流阶地上就发现了 75 处，并采集到各种类型的打制石器 1100 多件。这就说明早在旧石器时代，瓯骆先民们已会选择大小适中的砾石，直接用砾石进行捶击，制造出粗糙的、适用的刀部和尖端，以便在生产和生活中用于砍砸、挖掘。在使用过程中发现这些砾石碰撞了人体某些部位可以使某些原有的病痛减轻或消失；先民们在劳动和与野兽搏斗中常被石块、碎石击伤，但在碰撞或流血之后，也可使某些原有的病痛减轻或消失。这种出于偶然的生活经验，经过若干年、若干人次类似经历不断重现时，便引起了人们的重视，进而反复实践并总结流传下来，从而成为现在的针刺疗法。另外，在柳州白莲洞旧石器时代遗址发现有烧骨、烧石、烧炭的遗迹，说明壮族先民早在原始社会就已使用了火。火的使用对人类的卫生保健非常重要，一是可以御寒、防兽；二是可以祛湿防潮，防治某些疾病，如痹证；三是改变了壮族先民茹毛饮血的生食习惯，从生食过渡到熟食，缩短了人体消化食物的过程，同时火

对食物起到灭菌杀虫的作用，减少胃肠疾病及寄生虫病的发生；四是为壮医热熨法、灸治法的产生奠定了基础；五是使食物范围扩大，促进了大脑的发育和身体健康。

到了新石器时代，生产力的提高使先民增强了与大自然、野兽斗争的本领，生活来源有了保障，经济生活也相应地发生了一定的变化，其文化亦更丰富多彩。更重要的是，由于亚热带地理气候的特殊性，使这一切变化都呈现出明显的地域性特征。因此，新石器时代文化较旧石器时代文化有了明显的进步，同时也大大地促进了医药卫生的发展。第一，原始居民的活动范围进一步扩大，有利于治疗经验的总结、传播及新药物的发现。第二，出现了原始村落，发明了干栏式居住建筑，这是壮族先民在恶劣环境下求得生存的重要卫生保健手段；同时，人畜隔离也体现了壮族先民的卫生保健意识。第三，发明了石器的磨光技术及陶器。在桂林甑皮岩、柳州鲤鱼嘴、南宁豹子头等遗址出土了大量丰富多彩的磨光石器，特别是大石铲，不仅个体硕大、造型美观、规整对称，而且通体光滑如镜，其磨光技术和制作工艺已发展到了十分精巧的程度，为国内外罕见。在这些遗址还出土了陶器（片），是目前我国发现的年代最为古老的陶器。有了陶器，人们就可以用它来炊煮食物和烹饪菜肴，有利于食物的消化，增进人体的健康。同时，伴随着瓯骆地区陶瓷文化的崛起，壮医陶针疗法逐渐出现，因疗效确切、简便易行，至今仍在壮乡民间流传不衰。第四，发明并发展了原始农业。新石器的出现，劳动工具的改进，使壮族地区的原始农业有了进一步的发展，由刀耕火种发展为锄耕农业，使人们在栽培农作物的过程中有条件对更多的植物作长期细致的观察和进一步的尝试，从而认识了更多植物的药用价值。第五，出现了家畜的饲养。家畜的饲养及狩猎、渔业的发展，为壮族先民提供了较多的肉类食物，久而久之，使他们渐渐认识了某些动物的药用价值及治疗作用。第六，随着采矿业的兴起，壮族先民逐渐认识了一些矿物药。除了卫生保健和药物知识日益丰富提高外，一些医疗方法也随着生产工具的改进应运而生。由此可见，新石器时代的文化进步对壮医药的发展有着重要的意义。

周末至春秋之际，瓯骆地区的社会发展开始步入金属时代。金属的冶炼不仅使壮民的文化生活向前迈进了一步，而且使针刺治疗工具有了改进。广西武鸣县马头乡西周至春秋古墓中出土了两枚精致的青铜针，据考证是壮族先民的针刺工具，反映了古代壮族先民医药的成就与社会的发展是密切相关的。

先秦时期，壮族社会还处于部落联盟时代，壮民的思想信念主要是巫文化。因此，当时的政权、法规、人生习俗、文学艺术及医药等都受巫文化所制约，巫医在这一历史时期普遍存在。随着历史的发展，汉文化及中医等的传入，壮医学逐渐积累发展，趋向成熟，并成为主流，由医巫长期并存的局面逐渐趋向于医盛于巫。尽管如此，巫仍然长期存在。

到了隋唐五代时期，代表壮族奴隶主文化的铜鼓文化逐渐衰落了。羁縻制度下的奴隶主已缺乏足够的人力、财力来铸造大型铜鼓，因而人神同体的奴隶主巫文化也在衰落，这种原有酬神活动的歌舞场面便向世俗化发展，形成歌圩文化，成为这个时代壮族先民文化的突出特色。歌圩起源于祭神活动，祭神在岭南是巫职业所为，巫带头唱歌，歌声才起。以后从祭神活动演化为男女追逐歌唱的歌圩，奴隶们生活在艰苦困难的环境中，只有歌圩才能抒发胸中的闷气，有利于身心健康。另外，这一时期美术、舞蹈的盛行也给先民的文化生活增添了色彩，为先民们强身健体起到了一定的促进作用，为导引等物理疗法的产生、发展奠定了基础。

唐宋时期，古壮字得到发展，使用范围逐渐扩大，壮族与中原汉族的交往增多，壮族地区的经济生活明显改善，壮医药迅速发展。值得一提的是佛教、道教传入壮族地区，对壮族的思想文化产生了影响，儒家思想也逐步为壮族所接受，加速了壮族社会封建化的进程。道教的仙人世界、长生不老、仙丹妙药，在群众中亦甚有影响，但是巫文化思想在壮族地区仍占有一定的地位。许多史书均载，壮族先民不祀先祖，病不服药，惟祈鬼神，秋毕则跳鬼酬神，等等。当然这有它的片面性，但在一定程度上却反映了巫文化思想在壮族地区这一时期仍占有一席之地。与此同时，许多民间流行的传说、故事、诗歌等，其中夹杂着感人的诊疗疾病的故事，可见医事已是家喻户晓的事情。

明清时期，随着学校的普遍建立，科举日益受到重视，壮民的文化水平得到了较为广泛的提高，从而有利于壮医药理论及治疗经验的总结、提高和推广。这一时期，虽有中医药及西方医疗技术的传入，但在壮族地区还是壮医药占主导地位，为壮族儿女的健康和繁衍发挥着巨大的作用。

新中国成立后，在党中央优厚的民族政策和中医政策指导下，在有关部门的重视和支持下，在壮族儿女的努力下，壮医药得到了空前的飞速发展。广西民族医药协会下设壮医药线点灸研究会，召开了全区性的学术交流会。广西中医学院（现广西中医药大学，下同）成立了壮医研究所，对壮医药线点灸等疗法进行了全面的临床研究和实验研究，并取得重大进展。1985 年成立了广西民族医药研究所，该所设立了壮医研究室和医史文献室，对壮医历史和基础理论及临床诊疗方法进行了全面发掘整理研究，编撰并出版发行了《壮医药线点灸疗法》《发掘整理中的壮医》等专著，结束了壮医无系统文字记载、无专著出版的历史。研究所先后于 1991、1992 年赴泰国和越南进行学术交流，并接待了日本、美国、法国、西班牙等国来访专家，为壮医药走向世界做出了贡献。1994 年成立了壮医目诊研究会，为壮医目诊的发掘整理和学术交流创造了条件。崇左市壮医医院、靖西县壮医学校等医疗教育机构相继成立；广西中医学院（现广西中医药大学）1985 年开始招收壮医硕士研究生，将壮医药教育与研究推向一个更高层次。1993 年 3 月中国中医研究院将广西民族医药研究所设为该院的民族医药研究基地，为壮医药的国内学术交流创造了更为有利的条件。由广西民族医药研究所主办的《民族医药报》把宣传壮医药作为重要内容，每年都发表大量的壮医药学术论文和壮医验方、秘方，受到了广大读者欢迎。壮医药将在改革开放的浪潮中，在不断的挖掘、整理和研究中逐渐趋于完善。

四、壮族哲学与壮医药

壮族的哲学思想萌芽于原始社会，是壮族先民在长期生产、生活实践中，不断认识自身和探索自然万物，对人类起源和天地万物形成的认识，是壮族传统文化的重要组成部分，对壮医药的理论和实践有深远影响。从流传下来的大量民间神话传说、诗歌、民歌、谚语、格言、戏曲，尤其是布洛陀神话传说中，透露出壮族在自主发展时期形成的朴素哲学思想——万物"波乜"（即公母，下同）观和宇宙"三盖"（又称三界，下同）说。

（一）万物"波乜"观与阴阳为本

1. 万物"波乜"观　壮语"波乜"，即公母的意思。在壮族的神话故事、传说中，自然万物与人类是同源的，花草树木、鸟兽虫鱼等与人类一样，也有"波乜"雌雄之分，有自己的思想和喜怒哀乐，可以说话、行走。如"天地"，壮语的"天"意为"天公"，"地"意思是"地母"；壮族从事稻作，祭祀的田神称之为"波那乜那"，意思是"田公田母"。壮族民间故事"太阳月亮和星星"说的就是太阳是个男的，月亮是个女的，他们与人一样生活在天上，后来结合成为夫妻，并生下许多孩子，就是星星。在《布洛陀》等壮族神话故事中，天地是男祖布洛陀、女祖姆六甲合力创造的："三样三王制，四样四王造，提到布洛陀，讲到姆六甲，双合在天下"，而在壮族社会中，无论是人与自然的不和谐，日常生活的不和谐，人际关系的不和谐等现象，都"去问布洛陀，去问姆六甲"，由布洛陀、姆六甲双双来调解。天上的太阳和月亮是一对夫妻，星星都是他们的孩子。壮族铸造的铜鼓分公母，公鼓体积小，腰细，声音高亢洪亮；母鼓体积大，腰粗，声音深沉浑厚。在祭祀等活动中所用铜鼓必须以公母配对来敲击，雌雄相配，"一呼一应，和谐有情，余音含风，若龙吟而啸凤也"。壮族民歌至少为二声部，高低音相配，公母阴阳合和，歌者听者皆心旷神怡。

壮族先民就是这样以自身类比来观察和认识世界，人分为"波乜"两种，世界万物也都区分为"波乜"两性类别，互相对立又相互联系，万物的发展变化都是依照"波乜"相配的规律来进行，形成了万物"波乜"观，成为壮族认识世界的原始哲学思维模式。壮族视"波乜"为自然存在的二元性客体，把"波乜"二元性作为认识世界、描述世界的一对基本范畴，超出了生物学中两性的关系和意义，与汉族的万物阴阳观具有相类的性质。

2."波乜"观对阴阳概念的吸收和运用　公元前214年，秦始皇统一岭南，置桂林、象、南海三郡，从中原迁来一批华夏族人"与越杂处"。南越王赵佗实行"和辑百越"政策，鼓励越汉通婚，吸引了众多的中原百姓南来。此后的汉、唐、宋、元、明、清、民国历代，华夏族人不断向南迁移。自秦代至民国时期，壮族由自主发展时代转入了在统一的中央封建王朝治理下，与汉族和其他少数民族共同生存和发展的时代。华夏族人带来了先进的生产方式和中原文化，壮族文化受到了其他民族文化特别是汉族文化的深刻影响。壮族文化在保持自主特征的前提下，对外来文化的影响，以宽容的心态接纳吸收并融入自己的文化中。因阴阳与"波乜"具有相类的性质而较"波乜"更能自如表述万物的两面性，很快被壮族先民接受并结合到"波乜"观中。这在壮族神话故事布洛朵称万物中被提到：分天定地后，世间万物阴阳、公母未定，大家相互争上下。布洛朵就将世间所有的东西拿来称量，重的属母，为阴，下沉，在下方；轻的属公，为阳，上浮，在上。汉唐后，壮族先民逐渐用阴阳来表述天地万物的变化、事物的两面性等，而应用于壮医药学则在宋元之后。

3. 阴阳观在壮医学的运用　壮医学认为，万物皆可分阴阳，万变皆由阴阳起，此即阴阳为本，"本"即"根本"之意。壮医用阴阳来解释天地万物之间和人体生理病理之间种种复杂的关系。

（1）用阴阳解释人体生理病理：人体内部阴阳运动此消彼长，或此长彼消，或相互转化，于是便有了人的生老病死，有了身体的生灾害病，有了疾病的善恶转变。如清魏笃修、王俊且所纂《海州府志》在关于疟病的记载中提到："瘴疟证候，虽或不一，然大抵阴阳各不升降，上热下寒者，十有八九。况人身上本属阳，下本属阴，又感此阳焕阴湿不和之气，自多上热下寒之症。得病之因，正以阳气不固，每发寒热，身必大汗，又复投之以麻黄、金沸、青龙等汤再发其表，则旋踵受毙。"这里提到人身"上本属阳，下本属阴"，是以阴阳阐释人体的生理；瘴疟之病由于"阴阳各不升降""阳气不固"，复因误汗所致，是以阴阳阐释人体的病理。

（2）用阴阳对疾病进行分类：认为病只有两种"证"，即阴证和阳证。阴证与阳证是以寒热和虚实来辨别的，阳证多表现为热、实；阴证多表现为寒、虚。或更具体地分为阴盛阳衰证、阳盛阴衰证和阴盛阳盛证。如广西德保县著名壮医罗家安在其所著《痧症针方图解》（手抄本）中，就以阴阳对近百种痧症进行概括，以阳盛阴衰、阴盛阳衰、阴盛阳盛对各种痧症进行归类，作为临床辨治大纲。"阴盛阳盛"的概念是中医及其他民族医学所没有的，其产生与壮族地区气温偏高的同时常伴下雨有关，气温偏高属阳盛，下雨为阴盛。

（3）用阴阳理论指导遣方用药：壮医把病证以阴阳分，相应的处方配伍中设置公、母药，公药针对阴证而设，凡温补以增强人体抵抗力、免疫力类壮药多为公药；母药针对阳证而设，多为寒凉泻火药，有清热降火、消炎解毒杀菌作用。

（二）宇宙起源说与人体三气同步

1. 宇宙起源"三盖"（三界）说　壮族神话故事中关于天地的形成是这样描述的：最初的世界什么也没有，漆黑无边。后来，吹来黑、黄、白色三股气体，相混成浓浆，并逐渐凝固成团，外壳越来越硬，像个大石蛋，蛋里有三个蛋黄，孵化三个不同模样的兄弟，即雷王、龙王和布洛陀。三兄弟在蛋里半睡半醒，各自挣扎出蛋壳。但蛋壳太硬，靠大仙派使者屎壳郎来帮忙，屎壳郎又咬又推，一声巨响，石蛋爆成三大片，一片飞到上边成为天空，一片下沉成为水，留在中间的一片成为中界的大地，于是天地分成了"三界"——天空是上界，住着神灵；水下是下界，住着小矮人；大地是中界，住着人类。

宇宙三界观来源于生产活动和对自然界长期细致的观察，是壮族对宇宙起源的看法，它不仅表现在经文上，还作为对生活的隐喻表现在壮族人民生活中。如壮族传统木结构的干栏房屋，分上、中、下三层，壮族的房屋就是一个小宇宙，在房屋建筑中同样蕴涵着"三界"宇宙观所意味的分层观念。如黑衣壮人干栏建筑的"呢嘎""迭真"与"登栏"三个层次恰恰与"三界"宇宙观中的"天""地""水""三界"相对应，即呢嘎为天界、迭真为地界、登栏为水界。铜鼓的纹饰结构也体现出三界的观念，鼓面表示上界，饰有太阳纹、云雷纹、鸟纹；鼓身表示中界，刻有羽人纹、鹿纹、船纹、鹭鸶纹、水波纹、鱼纹；鼓足表示下界，刻一两道水波纹在突棱处与鼓身相分。

壮族宇宙三界观认为，上界的神灵由雷公管理，中界的人类由布洛陀管理，水界的小矮人由"图额"（水神）管理。天、地、人三界皆有所主，各司其职，雷王得到神斧，能劈云造雨；图额得到水斗，能倒海翻江；布洛陀得到神符，能创造万物。正如千百年之布洛陀经诗所唱诵的一样："三界是三王安置，四界是四王创造……上方天造雷神，下方地是布洛陀，水界造图额，三界造完了，三界各有三个王，各王各造地方住，布洛陀管理天下，人类成千上万，造千件万件物，造地方安居。"

宇宙三界虽各自为政，各有所管，各司其职，但是它们之间没有完全隔绝，天上的神可以开一条路通往人间，天王氏、地王氏、盘古等创世者经常被派到地上来造万物。天、地、人三界彼此间相互关心帮助，和平相处。天只有六尺六寸高，地只有六尺六寸厚，三界的人讲话都能听见听懂，中界的人需要水时叫一声，上界就把雨水洒下来；中界的人需要火时叫一声，下界就把火升起来；上界的云雾稀薄了，向中界叫一声，中界的人就烧火升烟充实云雾；下界听到中界的人敲锣打鼓太吵，向中界的人喊一声，中界的人就会停止敲打。

2. 人体三气同步说　壮族先民运用宇宙三界观来认识人体自身，认为人体是个有限的小宇宙单元，是个小天地，可分为三部，上部是天（称为"巧"），包括外延，内容为"坞"；下部是地（称为"胴"），包含内景；中部是人（称为"廊"）。壮医认为人体上、中、下三部各有其独特功能，上部内容物为"坞"，为精气所聚，神明之坞主宰全身。由巧坞出发构成网络（即壮医之经络），遍布全身，使人体能在极短的时间内感受外界的各种信息和刺激，并经中枢"巧坞"的处理，迅速做出反应，以此来适应外界的各种变化。下部为津气所聚，精华之数涵育脏腑，滋养全身。中部为谷气所聚，融化精微，条达上下，沟通内外，降浊升清，荣养全身。

人体内部本身及人体与天地之间不是孤立存在，而是相互联系、相互促进、同步运行的。壮医认为，从人体内环境而言，人体的上、中、下三部各具有不同的功能，三部之气同步运行，天气主降，地气主升，人气主和，制约化生，生生不息；三部之气升降适宜，中和涵养，则气血调和，阴阳平衡，脏腑自安，并能适应大自然的变化。从人体外环境而言，人体受天地之气涵养，要与大自然的天气、地气不断进行交换，从而促进人体生机运行不息。人体受天地之气制约，天地之气为人体造就了生存和健康的"常度"。但天地之气又在不断地变化，日夜小变化，四季大变化，是为正常变化；而地震、火山爆发、台风、洪水、陨石雨等则是异常变化，是为灾变。人作为万物之灵，对天地之气的变化有一定的主动适应能力，对于天地之气的这些变化，人如能主动适应，则天气、地气、人气互相交感，同步推移，就可维持生存和健康的"常度"；人如不能适应，则天气、地气、人气三气不同步，机体就会受到伤害并导致疾病的发生。

五、壮族民俗与壮医药

民俗是一个民族或一个社会群体在长期的共同生产实践和社会生活中逐渐形成并世代相传的一种较为稳定的文化事象（即事物和现象），包括生产、生活、礼仪、岁时、社会、信仰、游艺和文艺等方面的民俗。民俗对于学术研究有着非常重要的意义，据此可以追根溯源，探讨其与各种事物之间的内在联系。壮医药与壮族地区的民俗有密切的关系，如前所述，"信鬼神，重淫祀"是壮医、巫医合一或医巫并存的根源。此外，断发、文身、服色尚青、鼻饮、喜食生猛、居干栏、捡骨重葬等民俗亦与壮医药有关。

现代人理发洗头是一种卫生习惯，壮族先民断发可能与天气湿热有关。断发可以使体温易于散发，同时不易于被钩挂以致刮破皮肤和挫伤，因此断发习俗符合卫生的要求。

壮族先民盛行文身，目的是为了求得图腾神的保佑，同时又便于彼此间在进行交际和通婚过程中认同或区别。文身对壮医浅刺疗法的形成和发展起了一定的促进作用。

壮族先民的服饰特点是服色尚青、衣葛，这也和岭南地区的气候环境和卫生要求有关，青色、葛衣既能使人体凉爽，又可防避蚊虫；青色为蓝靛所染，还具有解毒的作用。

鼻饮在古越族中流传，文献多有记载。周去非《岭外代答·卷十》对鼻饮的方法做了比较详细的描述："邕州溪峒及钦州村落，俗多鼻饮。鼻饮之法，以瓢盛少水，置盐及山姜汁数滴于水中。瓢则有窍，施小管如瓶嘴插诸鼻中，导水升脑，循脑而下，入喉……饮时必口嚼鱼酢一片，然后水安流入鼻，不与气相激。既饮必噫气，以为凉脑快膈，莫若此也。"壮族地区炎热多雨，湿热地气和动植物腐臭之气混合而成瘴毒。壮族先民为能够生存和繁衍，势必要从实践中总结出一些抵御瘴毒和防暑降温的方法。鼻饮液中加入山姜汁这种奇特的卫生民俗，应是壮族先民所创造，并为民间壮医所总结的一种主要针对瘴疾和中暑的防治方法，它包含着物理降温和黏膜给药等科学因素。如今壮医使用的洗鼻及雾化法，对鼻病、喉病、呼吸系统疾病都有一定的疗效，究其源流，与古代的鼻饮不无关系。

越人居住干栏，壮族地区至今仍保持这种居住习俗。《桂海虞衡志》载："民居苫茅为两重棚，谓之麻栏，以上自处，下蓄牛豕，棚上编竹为栈，但有一牛皮为姻席。牛豕之秽，升闻栈罅，习惯之；亦以其地多虎狼，不尔则人畜俱不安。"这种干栏居住建筑的选择，是适应南方自然气候条件而形成的，除了避虎狼之外，当与气候炎热潮湿有关。人居干栏之上，可以通风、采光和防潮，从而起到保健卫生的作用。

捡骨重葬体现了壮族人民尊祖和讲究坟山风水的民俗，这一习惯客观上促进了壮医对人体骨骼的正确认识。

当然，民俗与壮医药的关系既有积极、促进的一面，也不可避免地存在消极、阻碍的一面，如"信鬼神，重淫祀"就是一例。

六、壮族巫文化与壮医药

巫文化即巫术文化，巫文化的核心是信仰鬼神，以往概斥之为封建迷信，但以历史唯物主义的观点来看，巫术文化在中国文化中占有重要位置，它不仅影响道教文化、文学艺术，而且影响到民族、民俗、宗教、医药、饮食、器用、经济生活、天文历法、教育、法律、哲学、音乐、舞蹈、美术、民间文艺、工艺、功法、戏曲、文字以及物质生产的各个方面，尤其对医药的影响甚大。

壮族先民越人重巫，文献不乏记载，汉代越巫风曾在中原地区广为传播，可见壮族巫文化影响之深广。清代，南方壮族地区仍盛行巫风。直到现代，壮族地区仍见巫之遗风。

医巫同源、医巫并存的壮族地区文化发展特点，对壮医药产生了重大的影响；但由于年代久远，且缺乏文字记载和实物见证，只能根据民俗民风述其大略。

巫术和宗教的起源密切相关，在时间顺序上巫术先于宗教，而在形式和内容方面，法术（巫术）的行为常与最庄严的宗教礼仪相混杂。壮族有着自己民族的宗教信仰，但这种宗教信仰意识停留在比较原始的阶段，可划归巫教的范畴。基于这种情况，我们在探讨巫文化与壮医药关系的时候，就必然涉及壮族宗教的有关内容。

生活在生产力十分低下时代的壮族原始先民，对自然界的各种现象，诸如地震、洪水、火山爆发等，甚至日常生活中的日出、日落、刮风、下雨、雷鸣、闪电等无穷变化的大自然奥秘无法解释，特别是对人在夜间做梦和生老病死更感到神秘莫测，因此他们便开始无边无际的幻想，最终臆断世界之外一定存在着某种超自然的力量和神秘的境界主宰自然和社会。在他们看来，风调雨顺能使万物顺利生长等这一类有利于他们采集、生活的事，是主宰自然的神秘力量对人类及大自然发善的表现；而洪水、地震等给人类造成的灾难，是主宰自然的神秘力量发怒、泄愤的表现。于是他们便幻想着去寻找一种超自然的神力，并通过它来消灾除祸，驱瘟防病，排除饥饿，并能如其所愿地让气候、动物、庄稼、健康、寿命等遵从他们的意愿，使他们在心灵上得到安慰，精神上有所寄托，这样就产生了巫文化。

宁明花山崖壁画的人物形象，除了舞蹈动作以外，还有些可能是诊疗图，既有施术者和持器具者，又有受术者。结合崖壁画的祭祀场面，联系壮族先民的巫文化特点，可以认为崖壁画有巫医治病的内容。

壮族宗教观念认为，灵魂能支配人的精神，并对生物体的生命起着庇佑作用，是一种超自然的力量。如果一个人或牛马等牲畜之类丧失了灵魂，其躯体便丧失了活动和生长能力，呼吸也就随之停止而死亡，所以魂能保命和保身体健康。"丢了魂"就会生病，而举行招魂仪式就能治病。

至今广西城乡还可见到一种治小儿夜啼的符咒法，把写有"天皇皇，地皇皇，我家有个小哭王，路人行过念一念，一觉睡到大天光"的符咒丢在路口或贴在路边的树杆、电线杆、墙壁上，路人走过念一念，小孩的夜啼病就好了。这是巫医治病的一个范例。

张紫晨先生指出，我国最早的饮食和医药知识从它产生时起，就带有某些非科学性和神秘性，并举先秦古籍《山海经》关于草木鳞介和各种奇异动物的浓厚巫术色彩和禁忌意义为例。这种文化氛围对中医影响深远，历代中医文献不乏巫术和禁忌的描述。壮医药在这方面的内容就更多些，表现在医巫结合和服食药物的诸多禁忌方面。

壮族先民由信仰鬼神而产生了巫文化。据研究，左江崖壁画表现了日、月、星辰崇拜，对此古籍不乏记载。直到近代、现代，壮族地区的巫风仍有所遗存。巫文化对壮医药的影响先是巫医合一，后是医巫并存，最后医盛于巫。古时壮医分巫婆和麽公，主家有病痛或灾难，请巫婆和神对话，问明病灾的缘由，再择吉日请麽公举行法事，杀畜禽敬祭，劝离神仙，禳解厄难，舞刀剑、烧油锅以镇妖赶鬼。壮族民间传说三界公能驱邪除魔、保境安民，因而壮民将他奉为医神而立庙祭祀。旧时壮族地区各较大村寨都立有药王庙，每年定期祭祀，这些都是巫文化的反映。壮医药医巫并存的情况长期存在，壮医对某些疾病确有较好的疗效，却往往以巫医的形式出现，这在新中国成立前，特别是边远山区的壮族民间更是如此。

刘锡蕃《岭表纪蛮·杂述》对此有明确的记载："蛮人以草药医治跌打损伤及痛瘟疮毒外科一切杂疾，每有奇效，然亦以迷信出之。"并有亲自目睹为证："予尝见一患痛者，延僮老治疾，其人至，病家以雄鸡、毫银、水、米、诸事陈于堂，术者先取银纳袋中，脱草履于地，取水念咒，喷患处，操刀割之，服血迸流，而病者毫无痛苦。脓尽，敷以药即愈。"这确是对历史上壮医治病的比较客观的记载。直到现代，壮医仍然在某种程度上保留着这种独特的治疗形式，不同的是念咒的角色由患者的亲属来担任。如果把这种治疗形式视为纯粹的迷信加以摒弃，无疑会连同其中合理的医学内容一起丢掉。念咒语、喷符水并不妨碍壮医的施术和用药，也不能否定壮医的确切疗效。有些记载说壮族"病不服药，惟事祭鬼"是片面的，至少是夸大了巫的作用。很难设想，壮族在其漫长的历史发展过程中，不是靠医药的保障，而是靠鬼神的庇佑来繁衍生息的。

同属于南方，与壮族毗邻的楚人，举国上下均沉溺于迷信鬼神之中。屈原的《楚辞》，尤其是其中的《九歌》，描绘的是一种神秘而浓郁的宗教气氛。

祖籍楚地的美国学者周策纵先生以其亲身见闻来解释巫医的治疗，对于我们正确理解壮医医巫并存的状况有帮助。周先生在《古巫医与六诗考》一书中说："我在小时候就常见湖南乡下巫公（男巫）治病，有时即手持有长柄的大油锅，燃着烈火在病人床前一再熏，口中念着咒语，煞可惊人，并时时喷酒使火炽烈，说是驱邪驱鬼……至于巫医自己可能用酒，这可与希腊古代的巫师和女祭司对比，他们也常喝了药物饮料，在半癫狂状态下，认为已被神灵所依附，代替神说话。"周先生在巫医问题上不但联系到我国古代的《诗经》和《黄帝内经》等经典，而且联系到古希腊。可见巫医在历史的某一时期是普遍存在的。随着历史的发展，巫逐渐消失，医则发展并逐步成熟，而壮医则表现为医巫长期并存的局面。

壮族先民对于自然界的种种现象无法理解，于是他们就想象在这些自然现象的背后一定有某种威力无比的神秘的神灵在起作用。从这种"万物有灵"的认识，推想人自身行为与自然界之间存在着各种神秘的关系，形成了"天人一体观念"。这种观念是壮医阴阳为本、三气同步以及脏腑气血骨肉、谷道水道气道、龙路火路等理论体系的基础。

壮族文化受到汉族文化的重大影响。根据古籍记载和考古发现，表明壮、汉文化的交流开始于先秦时期。随着汉字的传入，学校的建立，儒家和道家等思想的传播，壮族的巫文化吸收了汉文化的适用部分。经过长期的社会历史发展，壮族文化在表面上与汉文化无异，而在心理、思想观念等深层结构方面仍保持壮族文化的特点。表现在壮医学上，一方面引进中医的阴阳、气血、脏腑等学说；另一方面又有自己的鲜明特色，从而发展成为独具特色的壮医药学。

七、壮医药存在的原因

古代科技在其发展之初都具有民族性，随着科技的发展、完善和传播，逐渐成为全人类的财富，这就是"科学无国界"之说。目前通行世界的西医学，就是在传统西方医学的基础上发展形成的。在西医学快速发展的同时，世界各地至今仍存在为数不少的传统民族医学，其中一些民族医学逐渐走向世界，如中医学。

在长期的壮汉文化交流中，中医早已成为壮族地区人民防病治病的重要手段。在中医学和西医学如此普及的情况下，壮医能存在发展至今，并有相当活力，其原因有如下几方面。

（一）医药实践的需要

随着社会的发展，科学与人类的生活息息相关，但是在历史发展的某些时期，或同一历史发展时期的某些民族、地区，科学对于他们来说并不显得十分重要，而实践倒是必不可少的，现代社会同样存在这种情况。而医药实践与人们的生活关系最为密切，可以说自从有了人类就有了医药实践，因为这是保证人类繁衍的最基本的需要。甚至动物亦会采药以自救，这是一种求生本能。所以在社会发展的早期阶段，每个民族都有自己的医药，只不过随着时间的推移，有的成为科学，走向全球，如西医学；有的仍属于本民族的，但只要是适用的就能延续下来。

（二）社会、经济、文化的影响

壮族地区历代在社会、经济、文化方面都较中原地区落后，中医虽早就传入壮族地区，但并不普及，对有的疾病疗效也不令人满意；而壮医的一些验方、秘方和诊疗技法，往往显示出独特的疗效。同时由于壮医主要是口耳相传，即使无文字记载也同样可以掌握验方、秘方和技法，所以更加容易普及应用，这就导致了壮医与中医长期并存的局面。

（三）民族医药的实用价值

民族医药之所以能存在，还在于其包含有相当的科学性，有较高的"含金量"，能弥补西医学之不足。医学研究的对象最为复杂，人以外的事物不管多么复杂，大抵都能通过分解的、还原的实验研究揭开奥秘；而活生生的人不能分解，尸体的解剖并不完全等于活生生的人，所以人要认识自身确是困难重重。

任何真理都是相对的，科学永无止境，医学领域尤其如此。迄今为止，西医学不仅面对癌症、艾滋病等许多奇难病证苦无良法，就是对某些常见病、多发病，有时也会束手无策。面对此种情况，人们开始"礼贤下士"，回归自然，把目光转向传统医药。中医学等传统医学借此走向世界，壮医和其他少数民族医学也奋起直追。

自 20 世纪 80 年代以来，壮医药的发展有了新的突破。1983 年 7 月，广西壮族自治区卫生厅把壮医研究列为重点课题，一批壮医药科研、医疗、教学等机构逐步建立起来。因此，壮医药不仅存在，而且正在迅猛发展。

第四节　壮医药的历史贡献

壮医作为我国传统医学的重要组成部分，对丰富我国传统医学做出了贡献。在病因方面，壮医对"毒"的认识更深刻、更全面，治毒的经验更丰富；在诊法方面，壮医的目诊、甲诊、指诊等都有丰富而系统的内容；在药物方面，许多壮族地区出产的常用药物如肉桂、田七、蛤蚧等，早已成为中药宝库中的一员，还有不少新药正在研究开发，如金花茶等，有的则等待我们去挖掘；在治疗方面，壮医的外治法如药线点灸疗法、针刺疗法、莲花针、拔罐逐瘀疗法、药罐疗法等，大大地丰富了祖国传统医学的内容。

历史悠久的壮医药，在历史上曾经为本民族及兄弟民族的健康繁衍做出过较大的贡献，现在仍然在防病治病的过程中发挥着重要的作用，今后将会为人类做出更大的贡献。

一、理论认识

（一）"三道""两路"理论

"三道""两路"理论是壮医理论体系中最具特色的壮医生理病理论。"三道"指谷道、水道、气道，"两路"指龙路、火路。

壮医是在以"三道""两路"为核心的壮医理论体系的指导下诊治疾病的。比如通过甲诊、目诊可获得相对准确的信息，较正确地判断疾病。甲诊、目诊之所以成为壮医的特色诊法，就是依据龙路、火路网络在爪甲及眼睛分布较多而创立的。临床上由于"三道""两路"功能失调所致的疾病数不胜数，如谷道调节失度可致消化不良、泄泻、便秘等；水道阻塞或调节失度可致水肿、尿崩、尿闭等；气道阻塞或调节失度可致咳喘等；龙路不通则患惊悸、虚劳等；火路不通则患麻痹、痴呆等。壮医内服法总的治疗原则是使用药物调整"三道"功能，使之正常，并畅通龙路、火路；而外治法是使用各种手段使"三道""两路"畅通而病愈。可见，"三道""两路"理论对壮医临床具有重要的指导意义。

（二）毒邪学说

由于特殊的地理环境和气候条件，壮族地区邪毒易生、毒病多作、毒药盛产。壮医在防毒治毒的长期实践中，对毒已具有相当的认识，形成了独特的壮医毒邪学说。壮医对毒正确充分的认识，使壮医在某些领域处于领先地位，例如对蛇毒的治疗，壮医壮药的神奇疗效已闻名海内外。壮医毒论是壮医药的核心理论之一，它贯穿着壮医药从开始萌芽、形成到发展的全过程，包含在壮药基础理论和临床医学理论之中，是壮医药区别于其他民族医药的重要内容之一。

1. 毒虚致百病　唐代陈藏器《本草拾遗》中曰："岭南多毒物。"在壮族地区，毒物种类繁多，无处不在，如草毒、树毒、虫毒、蛇毒、水毒、矿毒等，还有人为制作的药毒、箭毒、蛊毒等。邪毒、毒物进入人体后是否发病，取决于人体对毒的抵抗能力和自身解毒功能的强弱，亦即取决于人体内正气的强弱。当人体对毒的抵抗力下降，自身解毒能力减弱时，"毒"便侵入人体而影响三气同步，使"三道"阻滞、"两路"不通而致病，甚则死亡；或中毒后邪毒阻滞通道，或损耗正气致虚极衰竭，都会导致疾病，甚则死亡。因此，壮医认为"毒"是疾病发生的最主要原因，所谓"毒虚致百病"。

2. 诊断与"毒"　因各种毒的性质不同，侵犯的主要部位有别，作用的机制各异，人体对毒的抵抗程度不同，在临床上表现出各种不同的典型症状和体征，成为壮医诊断和鉴别诊断毒证的重要依据。壮医在临床上以毒命名的病名最为普遍，如痧毒、瘴毒、湿毒、风毒、蛊毒、寒毒、热毒、无名肿毒、蛇毒、草毒、药毒、石毒等。

当邪毒初犯人体时，患者表现为发热身重、头晕眼花、胸脘胀闷、恶心欲吐，刮其前胸皮下可见泥鳅样痧形隆起，此证称为泥鳅痧；当痧毒较重，则出现头昏头痛加剧，胸腹满闷或大吐，刮其胸部可见蚂蟥样痧形隆起，此证称为蚂蟥痧；痧毒严重者大汗淋漓、口唇青紫、四肢拘挛，称为绞肠痧。

关于中毒的诊断，文献早有记载，隋代巢元方《诸病源候论》认为岭南致病因素是一种"恶气"，亦称毒气，乃由于岭南阳气多宣泄，冬不闭藏，致草水泉皆禀此"恶气"，于是"口受其毒，发而为病"。

3. 关于"毒药"　毒药包括致毒药和解毒药。1976年，广西考古工作者在贵港市罗泊湾一号汉墓发现有7个殉葬人，经鉴定均无伤痕及骨折，其死因可能是毒杀。这就是当地壮族地区使用毒药杀人的例子。壮族地区毒药之多由此可见一斑。

4. "毒病"的治疗　"毒病"的治疗原则是排毒、解毒。壮医对"毒病"的治疗原则是"调气解毒补虚"。调气是通过各种治疗手段调节、激发、通畅人体之气，使之运行正常，与天、地、人之气保持三气同步，以利于排毒、解毒。解毒是通过药物内服、药物或非药物外治祛毒外出。补虚是采用药物、食物、气功导引等补养机体，扶正祛邪，使身体强壮，则毒不能入侵。一些古籍中诸多关于毒证治疗的记载，都可佐证壮族先民对因毒致病及其治疗解救方法的高度重视，并积累了相当丰富的经验，有可能提高到一定程度的理性认识。

二、诊断方法

壮医诊法独具特色、简单实用，常能提高诊断的准确率，尤其在缺乏现代化医疗设备的贫困山区，在疾病的诊断和治疗中发挥着重要作用。

壮医目诊为疾病的诊断提供了可参考依据。壮医目诊研究曾获得国家中医药管理局和广西壮族自治区卫生厅资助。科研人员通过实地调查并与现代科学技术相结合，对壮医目诊技术的资料进行全面系统的调查收集，对目诊的历史、特色、诊断方法、临床指标、诊断适应病种等方面进行了科学系统的归纳整理。通过大样本、多中心、对照的方法，对壮医目诊适用病种、目诊指征与主病、操作方法、诊断标准等进行了临床规范化研究。该研究成果于2011年通过国家科技成果鉴定，并在临床进行推广应用。

壮医探病诊法也颇具特色，有一定的实用价值。在病证错综复杂，一时难以做出准确诊断，或在病者"巧坞"已乱，昏不知人，无法询问等情况下，可用此法辅助诊断。常用的有痧病探病法、跌打探病法、预后探病法、表里反应法等诊法。以表里反应法为例，其法多在药线点灸疗法施行前使用，主要是按压患者体表龙路、火路网络上的某些特定穴位，再以这些穴位的反应及变化来推断体内脏腑的某些病变。如压食背穴（位于手前食指掌指关节的中点）有胀痛者，提示有妇科疾病；太渊、经渠穴有压痛，提示肺有疾病；太冲、中封穴有压痛，提示肝有疾病。痧病探病法也有多种，如野芋头探病法、生黄豆探病法、生烟油探病法、石灰水探病法等，均具有一定特色。

三、疾病防治

（一）防治特色

1. 外治为主，偏重祛毒　壮医认为人之所以发生疾病，是由于受到"毒气"的侵犯，这种"毒气"能使人的气血紊乱、脏腑不和，所以治疗一定要以祛毒为先。根据毒气侵犯的不同部位，采取不同的治法。如毒气自皮毛肌肉而入，则用刮法或挑法；毒气从口鼻而入，用洗鼻漱口或雾化法；毒气从脐口而入，用拔罐法或脐周药线点灸法；毒气从二阴而入，多用洗法。对于病情危重的病人，或缠绵多年不愈的痼疾，要适当配合草药内服。例如高热神昏的病人（如闷痧），则用刮痧、挑痧法，再用鲜南蛇簕苗捣烂取汁灌服；肢节烦疼，每遇气候变化则加剧的病人，除了以大风艾叶、山枫树叶水煎外洗之外，常配服千年健或半枫荷之类的药内外同治。

壮医这种外治祛毒法是根据人体内外相通的原理；但我们在分析多数情况下用外治法获效的原因时，壮族人民所处社会环境特殊性的一面是应考虑的。居住分散，人与人的交往不多，虽不能用"嗜欲不能劳其目，淫邪不能惑其心"（《素问·上古天真论》）来形容，但他们生活比较朴素，思想比较单纯，确是事实。因而内伤杂病，尤其是七情所致的精神方面异常的疾病较少，这也可能是导致壮医重祛毒、重外治的重要原因之一。

2. 防治结合，有病早治　壮医在防病方面有独特的方法。壮族地区山高林密、多雨酷热，山村的早晨往往瘴气雾露迷蒙。如外出赶路，要口含生姜以散寒辟秽；野外耕作，为防暴雨淋湿后伤风感冒，则取姜葱汤沐浴、姜糖汤热服，以驱寒湿；溽暑高温多雨，湿热交蒸，水源浑浊，饮用之水必先用白矾沉淀过滤，并多吃生大蒜头，以防虫毒在肠胃滋生；疠疫流行之时，走村串寨回家常用草药汤洗澡，以辟秽解毒；年老力衰者常用辟秽解毒或舒筋活络之品垫席而睡；正在发育的儿童则于胸腹佩戴芳香解毒之品。

对疾病的治疗，壮医主张迟治不如早治，方法或刮或挑、或熏或洗，或外治内服并用。病情较轻者，多用刮法或挑法；病情复杂而重者，多是内服和外治并用。例如头晕、头痛、胸脘闷胀，多用挑法和刮法，使龙路通、毒气尽；咽喉红肿疼痛而发热者，常用金果榄、玉叶金花、火炭母煎水内服，同时在四肢（趾）末端放血，使其热毒有去路；发冷发热有定时、泛恶欲呕者，既用鲜黄荆叶煎水熏洗，又内服黄皮树叶汤，促使毒随汗解。尤其值得一提的是，壮医防病、治病方法不仅专业的壮医能掌握，甚至一般群众也或多或少能掌握其中一两种，所以在壮族聚居的地方，不论病倒在田头或山脚，随时都能得到简便的治疗。这种群防群治的经验尽管有些是粗糙的，但它却是壮族人民与疾病做斗争的智慧结晶。只要加以整理提高，仍然是有其实用意义的。

3. 用药简便，贵在精专　壮族地区地处亚热带，药源丰富。据初步调查，植物药、动物药、矿物药共有 1000 余种，其中大部分产自壮族居住地。壮医用药讲究简、便，注意选用作用大、功效快的药品，一般常用 1～3 味，最多也不超过 5～6 味，以防药多而杂，反而影响疗效。例如桂西山区有位壮医擅长治疗急性乳腺炎，他常用的两味草药在屋前寨边都可以找到。当病人乳房红肿疼痛、烧灼难忍、发热恶寒之时，即取适量鲜芭蕉根捣烂加温外敷患处，约一时许乳房疼痛即消失，继在背部心俞穴、肝俞穴针挑出血，第二天换用鲜马鞭草捣烂加温外敷患处，一般治疗 2～4 天则肿痛完全消失。在右江盆地有位女壮医，善治妇科疾病，她对血虚引起的月经不调常用黑豆与鲜嫩的益母草（酌加油盐）实施饮食疗法。她认为黑豆能补肾而暖子宫，鲜嫩益母草能补血活血，有利于血液的生机。此种事例在壮族地区的村村寨寨都可以找到，不胜枚举。

4. 扶正补虚，配用血肉之品 在壮族地区丰富的药物资源中，有蛤蚧、黄精、首乌、土当归、土党参等补养药物，壮医多用之与血肉有情之品配伍，治疗气血两虚、正气不足之体。例如宫寒不孕，常配用羊肉、麻雀肉实施饮食疗法；肾虚腰痛则用猪筒骨或牛筒骨配藤杜仲、千年健熬汤；肢节胀痛经久不愈，每逢气交之变则加剧者，多吃各种蛇肉汤或穿山甲肉汤，既能扶助正气，又能祛风通络；干咳无痰者用猪肺或老母鸭肉、鹧鸪肉煮莲藕，取其甘润以清养肺脏。

不仅虚证如此，有时治疗虚瘀夹杂之体也配用血肉之品。例如脾虚不能统血而出现肌肤紫斑者，除用土党参、土黄芪、苏木益气化瘀之外，常配服牛肉粥，以加强其扶正之力。

（二）针灸治疗

针灸是我国特有的防治疾病的方法，以其悠久历史和简便验廉闻名于世，成为中医的重要组成部分。壮医针灸内容丰富，形式多样，针法有火针疗法、针挑疗法、针刺疗法、刺血疗法、麝香针疗法、莲花针拔罐逐瘀疗法等；灸法有药线点灸疗法、四方木热扣疗法、水火吹灸疗法、火攻疗法、艾灸疗法等。瓯骆先民在漫长的医疗实践中对针刺的形成和发展做出了重要的贡献。

关于针刺起源，《黄帝内经》曾记述："九针者，亦从南方来。"瓯骆地区可能是针刺治病及九针制作的发源地之一。广西武鸣马头乡西周至春秋战国古墓曾出土了两枚青铜针。经考证，该青铜针可能用于针灸浅刺。与外地出土的青铜针相比，马头乡青铜针品质相当，但制造的年代更早，形状具有明显的地域特征，说明在西周至春秋战国时期针刺用具的制造已经达到了一定的水平，壮族地区已使用针刺治病。

至迟于汉代，壮族地区已经在使用绞索状针柄银针。1976 年在广西贵港市罗泊湾一号汉墓曾出土 3 枚绞索状针柄银针。据考证，这是迄今为止我国发现年代最早的绞索状针柄金属针具，其形制对后世有深远的影响，一直沿用至今，在我国针灸发展史上有重要的意义。

20 世纪 80 年代以来，随着《壮医药线点灸疗法》《中国壮医针灸学》《中国壮医针刺学》等专著的问世与应用，壮医针灸从民间走向医院，从经验上升为医学，从师承走进课堂，入选首批全国中医学术流派传承工作室建设项目，不但在全国数百家医疗机构推广使用，还逐步走向世界，产生了较大的影响。

四、药物知识

壮族聚居地区气候温和，雨量充沛，草木茂盛，四季常青，动植物繁多；且山地广阔，岩溶广布，矿藏十分丰富，因此是植物药、动物药、矿物药的天然宝库，具有丰富的药材资源。

　　壮族用药历史悠久，源远流长。自古以来，壮族地区就出产了大量的药物，如我国最早有医药记载的春秋战国的《山海经》就记载有瓯骆地区的许多动物药、植物药、矿物药，如祝徐、白咎（按壮语音义分别译为今之桂茶、紫苏）。《逸周书·王会解》有壮族地区用珠玑、玳瑁、象齿、文犀、翠羽、菌鹤、短狗等名贵药物作为贡品进贡朝廷的记载。在《神农本草经》收载的365种药物中，就有壮族地区盛产的菌桂、牡桂、薏苡仁、丹砂、钟乳石等被收录。该书中有"除寒热邪气，破积聚愈病"等作用的"下药"125种，壮族地区大多有出产。唐代《新修本草》也收载了不少壮族地区出产的药物，如蚺蛇胆、滑石、茯苓、桂、蒜、瓜馥木、黑石脂、钩吻、白花藤、蛇王、郁金、苏方木等。其后的《本草拾遗》更收载了2种产自壮族地区的著名解毒药——陈家白药和甘家白药。毒药和解毒药的广泛应用，是壮医的重要诊疗特色和突出贡献。明代《本草纲目》收载岭南地区的植物药、动物药、矿物药，大多沿用至今，成为中医的常用药，例如三七、甘草、沙参、黄连、郁金、乌药、蜈蚣、蛤蚧、珍珠、滑石等。此外，将丹砂烧炼成为水银的先进方法以及田七的发现和利用，也表明了这一时期壮族地区药物的开发利用达到一定的水平。

　　历史上有些原产、原用于壮族地区的药物因疗效确切而传入中原，为医家所习用，成为中医临床常用药物而沿用至今，如薏苡仁、金银花、铁冬青、田七、蛤蚧、罗汉果等。

　　壮族地区先民很早就服用薏苡仁防治瘴气。广西平乐县银山岭汉墓出土的文物中就有薏苡仁。据《后汉书·马援传》载："出征交趾，土多瘴气。"将士常服薏苡仁可以防治瘴疾。后马援将其带回中原种植和使用，薏苡仁逐渐成了中医临床常用的中药。在贵港市罗泊湾汉墓出土的文物中，还有铁冬青、金银花等沿用至今的常用药。

　　田七原产于壮族地区。据资料记载，田七本名三七，因主产于广西壮族聚居的田阳、田东、那坡、德保、靖西一带，其交易多集中于田州一带，故又名田七。明代以前，三七已经在壮族地区使用并积累了丰富的临床经验，但尚不为中原医家所知。明代李时珍《本草纲目》中有田七"生广西南丹诸州番峒深山中"，主治"止血散血定痛，金刃箭伤，跌仆杖疮，血出不止者。嚼烂涂或为末掺之，其血即止。亦主吐血衄血，下血血痢，崩中经水不止，产后恶血不下，血运血痛，赤目痈肿，虎咬蛇伤诸病"。"此药近时始出，南人军中用为金疮要药，云有奇功"。又云："凡杖仆损伤，瘀血淋漓者，随即嚼烂，罨之即止，青肿者即消散。若受杖时先服一二钱，则血不冲心，杖后尤宜服之，产后服亦良。大抵此药气味温甘微苦，乃阳明厥阴血分之药，故能治一切血病。"说明田七药用为"南人"最早发现及应用。现代研究证实，田七内含皂苷等有效成分，具有人参的治疗作用而避免了人参某些不良反应，可能还具有抗癌作用。目前，国内外对田七的开发研究方兴未艾，从田七牙膏、田七花茶到云南白药以及多种心血管疾病防治药品，都以田七为主要原料或重要成分，产值数以亿计。壮族地区用药对后世医药发展的影响由此可见一斑。

五、卫生保健

（一）火的使用

　　在柳州白莲洞旧石器时代遗址发现有烧骨、烧石、烧炭的遗迹，说明壮族先民早在原始社会就已使用了火。火的使用对人类的卫生保健非常重要。一是火可以御寒、防兽。瓯骆地区雨水多而潮湿，由于居住条件的恶劣，人们易患各种与潮湿有关的病证。火的使用可以防治这些病证。二是火的使用改变了壮族先民茹毛饮血的生食习惯。从生食过渡到熟食，缩短了人体消化食物的过程；同时，火对食物起到一定程度的灭菌杀虫作用，减少了胃肠疾病及寄生虫病的发生，扩大了食物的范围，促进壮族先民大脑的发育和身体健康。三是火的使用为热熨法、灸治法等提供了前提条件。

（二）干栏建筑

据考古研究，壮族地区的干栏式民居建筑在新石器时代晚期已经出现；而瓯骆民族实际使用干栏式建筑的年代可能更加久远。这些房屋是壮族先民在潮湿多雨、瘴雾弥漫、毒蛇猛兽出没的恶劣环境下为求得生存而采取的重要卫生保健手段，至今仍在壮族地区尤其是多雨潮湿的乡村中建造使用。

（三）体育锻炼

壮族自古以来就是个能歌善舞的民族，在贵港市和西林出土的西汉时期的铜鼓上有许多舞蹈形象，这些舞姿形象有的重心偏后，上身微微昂起，双臂前后屈伸并上下摆动，似乎是在模仿鹭鸟振翅飞翔时的矫健姿态。学者指出，在古代，铜鼓作为统治阶级的权力象征，多是"相攻击敲鼓以集众"，也作为战争或群众集会的指挥器和信号，亦作为祈神祭祖之用，同时也是群众娱乐的用品，为壮人宝贵之物。铜鼓身上以人体为形象的各种图案，是一个个造型优美的舞蹈动作及各种欢乐舞蹈场面的初步写照，并由此可看到气功导引、引舞疗疾之物理疗法的雏形。

壮族先民很早就意识到通过体育锻炼可以增强体质、预防疾病。广西宁明县花山崖壁画所绘人像的正面多为两手上举，肘部弯曲成 90°～110°，半蹲状，两膝关节亦弯成 90°～110°；侧身的人像多排列成行，两腿向后弯曲，两手向上伸张。经专家研究认为，不管是正面还是侧面形象，都是一种典型的舞蹈动作或功夫动作形象。人们对于这些舞蹈动作所间接表现的社会生活内容可以做出种种猜测或分析，但决不能忽视它的直接效果——祛病强身，特别是对腰、膝、肩、肘等处关节肌肉的锻炼，显然是值得肯定的。

舞蹈在早期医疗实践中的地位，从马王堆汉墓出土的导引图以及华佗的五禽戏中均可以得到证实。壮族地区由于具有阴湿多雨的特殊自然环境，脚气、风湿、身重等为常见多发病证，严重影响人们的生产和生活。故而壮族先民创造了这些具有宣导滞着、疏利关节作用的舞蹈动作，并作为永世流传的防治疾病的方法而绘制下来。

第一章　壮医药的起源
（远古～先秦）

第一节　考古与神话传说

远古的广西气候温和、雨水充沛、河流纵横、森林茂密、动物繁多、岩洞遍布，是原始人类理想的繁衍生息的地方。近代以来的考古发掘研究成果及壮族民间有关远古时代的神话传说，从不同方面向我们展示了广西先民探索、征服大自然的艰苦历程。

一、考古发现

根据百色盆地旧石器考古发现，有学者认为，在距今70万年之前，就有人类生活在广西的大地上。

距今5万年前至2万年前间，广西故地已有人类活动的踪迹。自1956年以来，广西地区先后发现了麒麟山人、柳江人、灵山人等17处旧石器时代人类化石，这些人类化石都是在石灰岩洞穴中发现的。从化石本身的特征和洞穴堆积及其他动物群等情况看，这些化石都是属于旧石器时代晚期的人类化石。其中1958年在柳江县通天岩旁的一个洞穴中发现的柳江人化石，是距今五六万年前的广西古人类化石。学者断定柳江人为形成中蒙古人种早期类型，是东亚地区发现最早的现代人的代表，其形象和我国现代南方人差不多。广西地区发现的旧石器大多数是以砾石制成，器形有砍砸器、刮削器、尖状器、石锤等。到旧石器时代末期，不仅出现了骨器、箭镞等较进步的工具，还出现了小型石器以及刃部磨光和穿孔的石器。

大约距今1万年前，广西各地居住的人类开始步入新石器时代。目前在广西发现的新石器时代遗址至少已有400处，分布在广西的各个角落，代表性的遗址是桂林市的甑皮岩、柳州市的鲤鱼嘴、横县的西津、扶绥县的敢造等。这些遗址出土了大量的石器、蚌器、骨器、陶器等生产工具和生活用具，以及大量的动物遗骸等，表明这一时代已经有了干栏式居住建筑、原始的农业和饲养的家畜。其中，各地出土的大石铲是这一时代最具特色的晚期石器；桂林甑皮岩遗址出土的陶器是我国目前发现的年代最为古老的新石器时代陶器中的一种。

二、神话与传说

神话和传说均是由于先民的生产力低下，对自然现象不能做出科学的解释，只能用联想推理的方法来认识自然的产物。但是，神话传说又是超越现实、宣泄感情、表达愿望、寄托情思和理想的重要方式，反映了古代人类对大自然不懈的探索精神和不畏艰难、勇于改造世界的信心和决心，表达了人们对美好生活的热爱和追求，是鼓舞先民们不断与大自然做斗争的巨大精神力量。从壮族民间流传的神话传说中，如创世神话《布洛陀》《布伯》，开天辟地的神话《盘古》《姆六甲》，解释和探索大自然奥秘以及与大自然作斗争的神话《太阳、月亮和星星》《保洛陀》《妈勒访天边》《特康射太阳》《水珠》《杀蟒歌》《岑逊王》等，都可以看到原始神话的内核，反映了远古先民对自然现象的朴素理解，表现了人们征服自然、改造自然的幻想。

有关壮医起源的神话传说主要有两个，即神医"三界公"的传说和"爷奇"斗瘟神——靖西壮乡药市的传说。从这两个神话传说故事中，可以想象到壮族先民崇尚医药、顽强和瘟疫疾病作斗争的精神和理想境界，是壮医起源和壮族先民早期医疗活动的反映。

（一）神医"三界公"的传说

在壮族聚居的忻城县土司衙署旁边，现在仍保留有一座"三界"庙，据说建于明代，是专门供奉"三界公"的。传说古代壮乡有一位神医，人们都称他为三界或三界公。三界本姓李，幼即丧父，随母再嫁到冯家，靠卖柴度日，家境贫寒。他心地善良，乐于助人。有一次在梦中得仙人指点，要他不畏一切险阻，攀登高接云天的须眉山，去接受八仙赠送的宝物。三界遵照梦中仙人的话，第二天一早就出发。一路上三界不贪图强盗分给的赃物，在和一只猛虎的搏斗中紧抓虎尾巴不放松，结果虎尾化成了一条彩带，虎负痛而逃窜。他继续攀登悬崖，上了第一峰、第二峰。在向最高峰攀登时，忽然听到草丛中沙沙作响，一条水桶般粗大的蟒蛇张开血盆大口向三界扑来。三界用扁担、柴刀奋力与大蟒搏斗，终被大蟒紧紧绞住，于是人蛇打滚，三界昏迷过去。待他醒过来的时候，已经不见了大蟒的踪影，手中却握着一条奇棒，棒上写着"须眉棒"三字。三界持彩带和须眉棒继续前进，又翻过了几个山坳，终于来到了云雾缭绕的最顶峰。在这远离人间烟火的仙境洞府，他得到八仙的礼遇和点化，告诉他一路上与虎、蟒搏斗中所得的五彩如意带和须眉棒都是能治病的宝物，并要他用这些宝物为乡亲们治病。仙人们又送给他一个大仙桃，让他吃了脱胎通仙气。再送给他一本金字天书，嘱其临危念动真言可以逢凶化吉，甚至起死回生。

三界从此成为壮乡的神医。他每天手持五彩如意带和须眉棒，怀揣金书，走村串户为病人治疗。不管是恶疗毒疮，还是骨折筋断，只要用五彩如意带包扎，并照金书念动咒语，再用须眉棒轻轻敲三下，立即就痊愈。不少弓背跛脚、眼瞎浮肿的病人，都让三界治好了，三界很快就远近闻名。土司老爷得知三界有这么好的法宝，又天天为百姓治病，深得民心，十分害怕，便以谋反罪奏请皇帝派出三千兵马，浩浩荡荡开赴壮乡，不容分说，把三界铐上枷锁押到京城，关入大牢。

老百姓知道三界被官兵抓走，都纷纷到京城为他求情。但老皇帝硬说三界妖法惑众，图谋造反，将三界押至市曹问斩。三界在刑场上拒不下跪，并暗中念动金书咒语，刽子手们的大刀利斧都无法伤他的一根毫毛。一刀砍下，三界头冒火星，刽子手反而跌到三丈外。皇帝闻讯，又传旨用一个大铜钟罩住三界，弄来三百担桐油，几千斤柴火，在钟外烧起烈火，以为这样就可以烧死三界。哪知三界在钟内闭目念咒，件件法宝显神通。他白天在钟内坐着，夜晚却能潜回家中治疗病人。皇帝又让人烧红铁棒，令三界吞下，三界竟能像啃甘蔗一样，把烧红的铁棒啃掉一半。皇帝和文臣武将们无奈，加上听说许多州府瘟疫流行，百姓病死无数，大片田园荒芜，同时也想看看他的法宝是否真的灵验，于是转而下令释放三界，让他到疫区为百姓治病。

三界来到瘟疫流行的州府，立即念动咒语，向四海龙王求得龙涎水，又进深山采集百种草药共制成驱瘟神丹。病人服下这种仙药后，吐出了肚里恶臭的瘟毒黑痰，顷刻浑身清爽，健壮如初。三界为穷人治病，亲自登门，不避臭秽，连诊药费也不收一分，更加受到人们的崇敬。

瘟疫很快就平复了，皇帝念三界治病有功，本想封他为国师，但是一班奸臣死党又出来阻拦，诬蔑三界与州府勾结，共同作弊欺骗皇帝。昏庸的皇帝听信奸臣谗言，又把三界囚禁起来。三界一气之下，决定用他的法宝和法力惩治这帮坏人。他念起咒语，只见金銮殿上的文臣武将们全都长出了一条三尺多长的尾巴，个个吓得大惊失色，皇帝只好请三界为众大臣除尾巴。三界让他们轮流摸他的须眉棒。十个大臣摸须眉棒后，有九个的尾巴消失了。有一个最坏的家伙，无论怎么摸也去不了这条难看的尾巴。三界乘机对老皇帝说因为他是奸臣，作恶太多，残害忠良，鱼肉百姓，天怒人怨，所以法力对他也没有用了。皇帝此时也不得不听三界的话了，立即传旨将这个长尾巴变禽兽的大奸臣满门抄斩，大快人心。

三界辞去皇帝给他封的官，带着仙人赠他的几件法宝，又回到壮乡老家，为群众防病治病，一辈子做救死扶伤的好事善事，百岁无疾而终，并被八仙超度而去。壮乡千山万崇，为三界公立庙宇，香火不绝，祈求三界公保佑，除病消灾，福寿双全。

（二）"爷奇"斗瘟神的传说

在桂西壮族聚居的靖西县流传着一种很有民族特色的药市习俗，每年农历五月初五，该县远近村寨溪峒的壮医药农，以及懂得一方一药的壮族群众，纷纷将自采的各种草药肩挑车载到县城摆摊出售。上市的药材品种达数百种，赶药市者多达万人，主要圩亭都摆满，不下五六百摊。壮族居住的忻城、隆林、贵县（今贵港市）等地也有药市，但其规模都未能与靖西药市相比。1991 年 9 月中国药学会药史分会的 60 多位专家来到靖西考察，对这个奇特的壮乡药市称赞不已，建议保护和发展。

靖西药市到底起源于何时，现尚未发现比较明确的文献记载。据当地民间传说，药市是古时候一位大家都叫"爷奇"的医术高明的老壮医，带领壮族人民群众大量采集各种山间草药，跟一个在每年农历五月初五就来肆虐人间的瘟神——"都宜"（壮语，千年蛇精）做斗争并取得胜利后逐渐形成的。瘟神"都宜"很厉害，凡是有人居住的村寨，它都要去喷射毒气，散布瘟疫，放蛊害人。一家一户对付不了它，一村一寨也奈何它不得。"爷奇"常年为乡亲们治病，并仔细观察"都宜"的恶行，发现它特别害怕艾叶、菖蒲、雄黄、半边莲、七叶一枝花等许多草药，于是就教人们采集这些药材，或挂在家门口，或置备于家中，以对付"都宜"的袭击。在"都宜"到来之前，或以草药煎汤内服，或煮水洗浴，就可预防瘟疫流行，即使得了病，也会很快痊愈。因为有的村寨采集的药材较多，有的村寨采的较少，甚至采不到这样那样的品种，"爷奇"就建议大家在五月端午把家里的药材都摆到街上来，这样一来可以向瘟神"都宜"示威，二来可以互通有无，交换药材品种，交流防病治病经验。"都宜"发现各村寨群众居然储备那么多草药，而且联合起来对付它，气焰就不再那么嚣张了，最后只好逃之夭夭。"爷奇"不但教会人们采药，而且教会人们种药。如今靖西已成为我国最大的田七产地之一，相传也是这位神医兼药农开的先河。

传说当然不能引为确证，但它至少能说明靖西药市形成的年代相当久远，说明这里的壮族群众有利用草药同疾病做斗争的传统和习惯，而且可能出现过像"爷奇"这样的高明壮医。事实上，从认药、采药、用药到形成药市，也必定经历了一个相当漫长的时期。壮乡男女老少争逛药市，壮医药农互相交换药物及交流医疗知识，这不仅是一种群防群治的良好民俗，也是壮族医药史上的光辉篇章。

第二节　卫生保健

有了人类，就有了卫生保健活动。人类为了求得生存，必须首先解决对衣、食、住的寻求和选择，这是最基本的卫生保健活动。

一、居处

广西石灰岩居多，石灰岩受到地表水和地下水的侵蚀，形成了无数深邃的洞窟，这些岩洞是人类祖先生存的理想环境。广西目前已发现的人类化石，都是在石灰岩洞中发现的。这说明广西古人类曾经长期居住在众多的天然岩洞中，以抵御寒冷，躲避风雨。比如考古发现的来宾市桥巩圩麒麟山盖头洞，以及柳江县新兴农场通天岩洞穴、灵山县城郊马鞍山东胜岩、葡地岩和石背山洪窑洞等3个洞穴，柳州市都乐村白面山南麓白莲洞等，都是广西原始人类穴居的遗址。

在天然岩洞中居住，人类的生活环境虽然有所改善，但"穴而处，下润湿伤民"（《墨子·辞过》），况且岭南气候炎热，多雨潮湿，丛树茂密，野兽横行，人类的生存与健康仍然受到严重的威胁。随着生产力的提高，广西古人类逐步离开洞穴住所，在附近的河谷台地上乃至丘陵一带劳作和居住。从壮族地区江河两岸发现的贝丘遗址以及横县西津、秋江，邕宁区长塘，扶绥县敢造等贝丘遗址可以看出，当时的人类以氏族为单位，在河畔的台地上"依树积木"构建寮棚定居。这就是广西先民为了适应当地的自然环境，很早就创造的离地而居的干栏建筑。这种房屋建筑的特点就是把住宅建筑在木柱上，让居住面与地面保持一定距离。干栏建筑通风透气、采光良好，有利于防潮、防蛇、防兽、防病等，所以至今仍然有部分地区的壮族人民居住干栏房子。

二、衣着

原始人在经历了相当长时期的赤身裸体生活以后，逐渐从生活实践中学会了缝制衣服。起初他们以兽皮或树皮覆盖身体以御寒，渐渐地又将经过编制的羽毛、树叶、茅草等披在身上。在这一过程中，开始于旧石器中晚期的狩猎活动除了补充人们的食物来源之外，也为人类的衣着提供了原料。正如《韩非子·五蠹》所载："妇人不织，禽兽之皮足衣也。"《礼记·礼运》也说："昔者……未有麻丝，衣其羽皮。"

壮族先民的服饰最早可以追溯到旧石器时代晚期的"白莲洞人"。在柳州市郊白莲洞遗址发现了一些用砾石打制的石器，其中有一件扁平的骨锥和一件粗制的骨针，经过鉴定，证明是"白莲洞人"使用过的生产工具。这两件生产工具可能是用来穿通树皮、兽皮，然后再用藤条把树皮、兽皮连接起来披在身上，以御风寒。

在桂林甑皮岩新石器时代遗址中发现有3根骨针，其中有一根长8.1cm，一端尖细，另一端有米粒大小的针眼孔，孔径3.5mm，通身磨制光滑，经鉴定认为是用来缝制衣服的针。穿衣可以御风寒，而且人们也逐步觉察到这样穿戴是很舒适美观的。

NOTE

陶纺轮和陶网坠的出土，说明新石器时代广西先民的生活水平和手工技术已大为提高。当时妇女已经知道野麻的纤维可以织布，她们把从野麻树上剥下的纤维用陶纺轮纺成细线，织成麻布，布面窄而质地疏朗。有了麻布和兽皮，人们就用骨针缝缀成衣服穿着。

原始人由赤身裸体到穿上纺织而成的衣物，既可抵御严寒，又可防蚊虫叮咬，从而增强了对自然界气候变化的适应能力，减少了疾病的发生，因而是卫生保健史上的又一进步。

三、用火

在柳州白莲洞旧石器时代遗址发现有烧骨、烧石、烧炭的遗迹，说明壮族先民早在原始社会就已使用了火。壮族古老而宏伟的创世史诗《布洛陀》中叙述了壮族先民人工取火的方法，并将人工取火作为一个重要的生产经验进行传授。

火的使用，特别是人工取火的发明，对壮族的文明进步具有巨大的推动作用，这是人类第一次掌握支配一种自然力来改善自己的生存条件。它可用来烧山打猎，照明，驱赶野兽，取暖御寒，改善生活居住环境，减少因寒冷潮湿引发的外感病与风湿病。除此之外，火的使用在壮族卫生保健史上的重要意义还在于它改变了壮族先民茹毛饮血的生食习惯。由生食到熟食，可对食物起到一定的消毒杀菌杀虫作用，减少了许多消化道疾病和寄生虫病的发生。熟食较生食可缩短人体消化食物的过程，以吸收更多的营养，提高人体的素质。熟食还扩大了人类食物的范围，使一些肉类及难以下咽的鱼、鳖、蚌、蛤之类成为可口的食物。这些肉类食物所含的优质动物蛋白被人体吸收后，在人类体质发育完善过程中起到了重要作用，特别是人类脑髓在发育过程中获得了必要的高蛋白营养而更加完善起来，促进了智力的发展，从而加速了人类的进化，最终摆脱猿类的特征。正如恩格斯所说："火的发明，有解放人类的意义。"

火的发明还为壮族的一些原始的治疗方法如热熨法、灸治法的产生提供了前提条件。因此，火的使用在人类卫生保健史上具有极其重要的意义。

四、导引

导引是医疗保健方法之一，最初系由舞蹈动作变化而来，与后世之按摩、推拿及体育疗法等，都有着密切的渊源关系。

壮族先民与其他民族一样，早在新石器时代，原始的舞蹈就已经萌芽和产生。在规模宏大、气势雄伟的左江崖壁画上，众多的人物图像都是两手曲肘上举、双脚叉开呈半蹲状，队伍排列整齐，或围成圆圈，动作一致，这是典型的集体祭祀舞蹈场面，人物动作是典型的舞蹈动作或功夫动作。根据民族学的考察，拟蛙舞是左江崖壁中的主要舞蹈。此外，拟鹭舞或称已羽人舞也是壮族极富地方特色的舞蹈形式。这些舞蹈说明人类最初的舞蹈动作是模仿动物的飞行跳跃姿态或集体劳动的动作加以编排而成。可以想象，壮族先民每在狩猎前后、劳动之余或收获之后会尽情歌舞一番，借以宣泄欢乐的情绪。随着神灵观念的产生，人们认为舞蹈有一种神奇的力量，企图凭借歌舞博得神明的保佑，求得驾驭自然的力量。在长期的实践中，人们逐渐发现，舞蹈不但可以振奋精神、解除疲劳、锻炼身体，而且身体原有的一些痛楚不舒经过舞蹈以后会减轻甚至消失。

导引的出现为古代医疗卫生保健增添了更为积极的内容和方法，由于它对防治某些疾病确有一定功效，故流传至今，成为体育医疗的重要内容之一。

五、婚姻

远古时期，壮族先民与其他民族先民一样，曾经历过漫长的杂居阶段，两性关系杂乱。这时任何意义上的婚姻和家庭实际上并不存在。正如《列子·汤问》所说："男女杂游，不媒不娉。"

至血缘家庭公社时期，壮族先民的婚姻关系开始改变原始的杂交关系，实行辈分婚，即婚配只能在公社内部同辈的兄弟姐妹之间进行，父母与子女之间不得婚配。壮族民间流传的《布伯》《且依且咪》《伏羲兄妹》等兄妹互婚的远古神话传说，正是壮族在血缘家庭公社时期存在过辈分婚的反映。这是人类由于生产劳动的发展，社会生活经验的积累，以及思维能力的不断提高的结果，是人类自身的巨大进步。

母系氏族公社形成于旧石器时代晚期，鼎盛于新石器时代早、中期。在桂林甑皮岩、横县西津等贝丘遗址中，发现了二次葬和母子合葬，这是母系社会公社的最好证明。母系氏族公社的壮族先民已摆脱辈分婚，实行氏族外婚、部落内婚，以及女娶男嫁、夫从妻居的制度，氏族内部严禁通婚。这时仍然处于群婚状态，孩子的母亲同时有多个性对象，父亲与孩子生理上的关系难以确认。旧时壮族与壮族同源的壮侗语族诸民族民间流行的舅表婚和姑表婚习俗，就是远古的对偶婚的遗俗。

壮族先民由母系氏族公社向父系氏族公社过渡时期，男子逐渐替代了妇女在经济生活和氏族公社中的支配地位，婚姻家庭形态也发生了很大的变化，从不固定的对偶婚逐渐过渡到个体婚，俗称一夫一妻制。这种过渡婚姻的主要表现为变女娶男嫁为男娶女嫁，但保留有数年不落夫家的生活习俗；改子女从母系为从父系，并实行"产翁"的办法；抢婚之风较为流行。

由野合到血缘群婚，再到对偶婚，这种婚姻形态的演变和进步，大大减少了遗传性疾病的发生，有利于人类身体素质的提高和健康繁衍，因而也是原始社会时期人类卫生保健活动的重要组成部分。

第三节 医药知识

壮族先民在生产生活的漫长实践中，经过反复的探索实践以及不断的总结积累，逐渐发现了一些解除病痛的方法和药物，从而形成原始的医药知识。

一、药物（药食同源）

原始社会，人类祖先还未学会耕种和养牧方法时，为了生存，就要从自然界中获取现成的食物。人们最早用作充饥的重要食物大都是属于植物性的……人们素来就生食，这是原始的，也是会用火以前唯一的营养方式。壮族地区自古至今气候温暖，雨量充沛，植物茂盛，动物水产繁多，给壮族先民在这一时期采集野果、植物块根以及捕食某些动物的原始生活带来很大的便利。随着火的使用，由生食到熟食，古人的食物结构发生了变化。广西各地发现旧石器时代遗址百余处，与距今 5 万年的柳江人同时期的柳江土博遗址出土的哺乳动物化石就有剑齿象、大熊猫、猪獾、爪哇豺、虎、华南豪猪、竹鼠、猕猴、野猪、鹿、麂、羊、牛等。广西发现的

NOTE

新石器时代遗址近千处，在一些遗址的文化层中发现有烧过的兽骨、植物果核、灰烬、灰坑以及陶、釜、三足陶罐等炊具，说明壮族先民在这一时期已过渡到半定居的生活，不仅知道熟食，而且由用火烤烟熏的自然烧烤法发展到了使用陶制器皿的蒸煮法，是壮族先民饮食文化的一大进步。

进入渔猎时代，食用的品种进一步扩大。在广西原始人类居住遗址文化层中，出土了渔猎工具和许多鱼类骨骼及牙齿，各种软体动物化石等。由于畜牧业和农业生产的发展，出现了家禽和人工栽种五谷，壮族先民的饮食文化也进一步发展，由过去采集野果、烧烤兽肉的单一型结构向食肉和食谷物相结合的复合型结构发展。在寻找食物的过程中，人们发现有些食物不仅能充饥，还有很好的保健治疗作用，这些食物包括水果、谷物、蔬菜、禽兽、水产等。古人在寻找食物充饥果腹的同时，也发现了保健疗疾的药物。

二、针灸

在壮族地区原始时代的文化遗址中，考古工作者发现了很多尖利的石器和石片；在桂林甑皮岩遗址、南宁地区贝丘遗址、柳州白莲洞遗址、宁明花山和珠山附近的岩洞里，还发现有骨针实物。这些尖利的石器、石片、骨针等是否为壮族先民的专用医疗工具，尚需进一步考证，但从一器多用的角度看，它们完全可以作为早期的针刺用具。

对现存的壮医陶针的考证表明，其针形与《灵枢·九针十二原》列于九针之首的镵针极为相似，陶针和镵针与原始社会的砭石最为接近。"九针"已是金属医疗用具。按人类历史发展的规律，于石器时代与铜器时代之间曾有一段灿烂的陶器文化，陶针当是陶器时代的产物。在中医"九针"形成齐备之前，由于壮族地区的地理环境，人的体质特点，地方病、多发病防治的需要，以及秦汉时期南方使用铁器未能普遍的情况下，壮族先民已经知道在使用砭石经验的基础上敲击陶片，使之比砭石更锋利，以便有目的地进行针刺治疗。由于疗效显著，简便易行，壮医陶针在民间流传不衰，至今还在使用。

考古发现，几何印纹陶是我国南方百越地区新石器时代晚期共同流行的、具有鲜明地方特色的一种陶器，在广西东北部、广东、江西、福建、浙江、江苏、湖北、安徽等省（区）的部分地区的新石器时代晚期文化遗址中均有发现。其陶质有泥质陶（用黏土烧制而成）和瓷质陶（用高岭土烧制而成）两种，其中以后者最具代表性，其特点是陶胎细腻坚硬，火候高（烧成温度达 1100℃左右），装饰纹饰采用印模拍印方法，故名。其中瓷质陶完全可以作为陶针的原料来源，这就为壮族先民在远古时代使用陶针提供了有力的佐证。

1985 年 10 月，考古工作者在广西武鸣县马头乡（壮族聚居地区）挖掘的西周末年至春秋时期的古墓中，出土了 2 枚青铜浅刺针（其中 1 枚出土时已残断）。针体通长 2.7cm，针柄长 2.2cm，宽 0.6cm，厚 0.1cm，呈扁长方形，针身短小，长仅 0.5cm，直径仅 0.1cm，锋锐利，呈圆锥状。经考证认为是 2 枚浅刺用的医疗用针，其锋微细，与古人对"微针"的描述是一致的。

1976 年 7 月，广西考古工作者在贵港市罗泊湾一号汉墓的随葬品中发现了 3 枚银针，其外部造型相似，针柄均为绞索状，针身均为直径 0.2cm 的圆锥状，锋锐利，3 枚银针的针柄顶端均有一圆形小孔，长分别为 9.3cm、9.0cm、8.6cm。从外形观察，3 枚银针的造型与现代针灸用针极为相似，可以确认为医疗用针。这是迄今为止我国范围内发现的年代最早的绞索状针柄的金属制针具。这种针柄对后世针具的针柄造型具有深远的影响，并一直沿用至今，在我国针具史上有重要的意义。

壮族地区先后发现了年代最早的青铜针及银针，而同一时期的有关文献却未记载，它与《黄帝内经》提及的"九针"也不完全相同，其他地方也未发现相同或相似的针具，很可能该种针具仅在壮族地区使用。可见壮族先民很早就积累了自己独特的针刺治疗经验，对中医"九针"的形成产生了重大的影响。正如《素问·异法方宜论》所说的："南方者，天地所长养，阳之所盛处也，其地下，水土弱，雾露之所聚也，其民嗜酸而食胕。故其民皆致理而赤色，其病挛痹，其治宜微针。故九针者，亦从南方来。"诚然，这里的南方不一定特指壮族地区，但从地理位置及历史文献记载南方包括广西在内的情况来看，应当包括壮族地区在内。这些都可以佐证壮医针刺疗法起源于原始时期，春秋战国时期已较盛行，并传到中原地区。

三、外治法

原始社会人兽杂处，碰撞搏斗在所难免，而部落间的械斗也是经常发生，再加上生产工具的原始，劳动中的意外伤害必然较多，因此外伤是常见的，并且也是当时重要的致死原因。原始人遇有外伤如何处理，现已难查证。但从近代一些交通极其闭塞、经济文化极端落后的地区的人们往往以泥土、香灰、树叶等敷裹创口的做法来推断，原始人对外伤也可能用泥土、野草和树叶等敷裹伤口，久而久之，人们逐渐地发现了一些适合于敷治外伤的外用药，这便是外治疗法的起源。

此外，瓯骆先民们在生产劳动过程中有时被树枝、石块等硬物撞到或刮到某些部位，由此而能缓解某些病痛，经过长期反复实践又产生了药锤疗法、刮疗法（如药物刮疗、骨弓刮疗等）等外治法。

第四节　多种医药起源论

医药起源的问题是医史学界长期争论的议题，各国学者各执己见，众说纷纭，至今未能取得较为一致的看法。除了上述医药起源于人类的社会实践和与疾病斗争的实践外，下面几种观点也颇具代表性。

一、医源于圣人

《易·乾》称："圣人作而万物睹。"《白虎通·圣人》云："圣者，通也，道也，声也。道无所不通，明无所不照，闻声知情，与天地合德，日月合明，四时合序……"《淮南子·修务训》和《通鉴外记》甚至明确指出，由于"圣人出"才有"医方兴"和"医道立"。所称圣人，多指伏羲、神农、黄帝等。这就是"医源于圣人"说。

"医源于圣人"的观点对杰出人物的某些作为和贡献作了无限的夸大，以至达到了神化的程度。在人类文明史上的确曾经出现过许多杰出人物，当他们把个人的行动汇入时代的潮流以后，确实有着超乎常人的作为和贡献，但绝不等于个人可以创造和决定历史。

事实上，医疗活动一开始就是与人类的生产、生活紧密联系在一起的。它的萌芽和成长，源于人类数十万年乃至更长时间的痛苦探索和经验积累，绝不是任何个人的聪明才智和短暂的一生所能实现的。至于传说中的伏羲、神农、黄帝等人物，并非实指某个个体，揭去"神"和"圣人"的外衣，剩下的只不过是原始社会某一特定阶段整个原始人的代称。古代流传的有关他们创造医药的说法，在一定程度上反映了人类早期医药活动的概貌。

"医源于圣人"一说，是在我国古代某种复古思潮，即向往原始社会那种大同世界的所谓圣人盛世说法的支配下形成的，它给历史留下了颇为深远的影响。后世有些医药学著作分明是总结了人民群众与疾病做斗争的实践经验，却每每要托名于"神农""黄帝"或其他传说中的人物，如《神农本草经》《神农五藏论》《黄帝内经》《黄帝甲乙经》《岐伯针经》《岐伯精藏论》等医药书籍，都要冠以"神农""黄帝""岐伯"的字样，正是受了这种思想影响的结果。

二、医源于巫

有人认为，各民族之医学多出于巫，医学从其开始产生便与宗教和巫术有着不可分割的关系。他们声称："巫一般被认为是医之父母。""毋庸置疑，医学起源于巫术……最早的医生就是巫师，最早的治疗手段就是巫术仪式""整个埃及医学起源于巫术看来是显然的。"这就是医源于巫论或医源于宗教论。

从历史唯物主义的观点来看，一切科学都来自人类的社会实践和物质生产的需要，医学也是如此。原始人在物质生活的创造过程中，在生活经验的不断积累中，很早就产生了完全依赖于经验的早期医疗。生理学家巴甫洛夫有句名言"有了人类，就有医疗的活动。"而巫的出现和活动却是新石器时代晚期，即原始社会末期的事。

早期的原始人还不可能认识周围的许多自然现象对于人类生活的价值，当然也不可能产生关于自然现象和物体的背后有什么"特殊的超自然物"存在的认识，人们只是自发地适应自然，甚至从未想到通过祈求以减轻自然界对人类的压迫，因此那时宗教也不可能产生。

在距今4万～5万年前氏族社会的形成时期，因生产力的发展，人们的生产水平和思维能力亦有了一定程度的提高。他们一方面经过无数次生产实践，逐渐认识了一些自然现象和人们经济生活的联系，从而对这些自然现象开始抱有某种希望和控制的要求；而另一方面由于生产水平和认识能力毕竟还是十分低下，因而对更多的自然现象和人体生理现象都感到难以理解，并由此萌发了某种敬畏的心理。只有在这时，人们才有可能对自然现象做出歪曲的反映（使之神化），从而产生对自然界和祖先的崇拜，后来又出现了各种图腾崇拜。这便是人类最早的宗教迷信和鬼神观念。

原始社会末期以来，宗教的性质逐渐起了质的变化。由于有了初步的社会分工和出现了私有制及剥削关系，从而产生了专事祈祷、祭祀的"巫"。巫根据氏族显贵的利益，有意识赋予原先人们幻想中的"神"以人格化。他们在参与政事的同时，窃取民间某些医药知识，以能和鬼神相沟通的姿态，通过迷信的方式为人治病。这就给医疗活动披上了一件神秘的外衣，从而造成了医巫相混的假象。

近代有人通过对21世纪尚存的原始部落所做的调查，了解到这些原始部落并无任何宗教观念，但却有一定的世代相传的卫生习俗。非洲一些部落把疾病看作是"自然的"，患病就采用祖辈流传下来的药方和疗法进行治疗，而无须做出任何超自然的解释。

历史上曾有一个阶段（原始社会末期至奴隶社会时期），医学完全为巫术所控制。那时，巫术处于统治地位，医学成了巫术的奴仆。即使如此，医巫之间的斗争仍不断发生，并随着奴隶社会末期社会矛盾的发展而日益尖锐化。随着巫术观念的日趋衰落和医学知识的不断积累，医与巫的矛盾和斗争终于朝着实现医学解放的方向迅速转化。

巫源说的荒谬不仅表现在把医学发展中的某个片断当作历史过程的全部，而且还表现在模糊医巫之间的对立和斗争，因而最终把两个截然不同的体系混为一谈，既颠倒了历史，也抹杀了医药的实践性和科学性。

三、医源于动物本能

有学者认为，药物和治疗技术都是起源于人类生来就具有的某种"本能"，认为人类患病寻求医治和犬病吃草催吐、老鼠受毒饮泥水一样，是出于自我保护的本能反应，并且这种本能的原始医疗是以动物医学为基础的。这就是所谓医源于动物本能论。

在自然界，动物利用自然物进行本能救护的情况是存在的，如水牛以入水来解热、避蚊；猫舔疮面以减轻疼痛；猴子受伤后用其前肢拔出异物；非洲熊以食菖蒲治病；黑猩猩不仅用树枝剔牙、抠鼻，还知道在伤口出血时寻找某种树叶敷贴，从而达到止血的目的。这些确与人类的原始医疗有着某种相似之处。"本能论"者正是抓住这些表面现象，提出了"既然人类是从动物进化而来，那么人类的医学也是从动物的本能救护演变而成"的主张，有人甚至把人类的原始医疗归结为某些动物的示范。

人们知道，"本能"是由于机体在内外各种刺激之下，为了适应环境、求得生存所作出的某种反应。就动物而言，这只是某种"行动思维"，并永远停留在感性认识的阶段。因此这种只是反射、只能利用外部自然界的本能活动，根本谈不上称作医学，也永远不可能发展成医学。

有人提出，古猿通过劳动完成向人类转化的过程中，本能的救护行为过渡到了人类医学。他们认为，古猿作为"正在形成中的人"，它们身上无疑存在着更为多样和复杂的本能救护行为。就是这种尚属动物本能的救护行为，为向人类医学转变奠定了生物学基础。因此随着古猿向人类的逐步进化，这种本能救护行为也不断地深化，逐步从"本能地"转变为"意识地"，从量变走向质变，最终产生了原始医学。而促成这一转变的动力与促使古猿向人类进化的动力一样，是劳动。这样，古猿的本能救护特性成了人类医学得以发生发展的基础，是内在的自然条件，而劳动则是人类医学得以产生的动力，是外在的社会条件。

这种"本能"加"劳动"的观点似是而非，具有较大的迷惑性，它混淆了人类起源与医学起源这两个不同性质的问题，是"本能论"的翻版。

"本能论"无视人与动物的本质区别，混淆了动物的本能救护与人类医学之间的严格界限。这样便从根本上巧妙地勾销了人类社会实践的决定作用，因而同样是错误的。

四、医食同源

这种观点是基于人类寻找食物发现药物的史实而提出的。

我们知道，食物的摄入是人类赖以生存的首要条件，人们常说："民以食为天。"最初人们对植物药的认识是在寻找食物时，由于饥不择食，误食某些有毒的植物，导致一定的机体反应，从而注意到这些植物。后来随着人口的增加，仅靠狩猎不足以维持生存，需要开拓其他食物来源，因此继渔猎经济之后而来的便是农业经济的产生。传说中神农为了寻找适于种植的谷物，尝百草之滋味，"一日而遇七十毒"，体现了找谷种之艰苦。神农尝百草的目的是为了寻找粮食种子，正是在这一过程中发现了草木的平、毒、寒、温等性能。从这个传说中我们可以看到，医药的发明是寻找谷物的副产品。传说中的神农首先是农神，由于开创原始农业与发明医药相联系，他又被赋予"医药之神"的称号。

因此，医食同源似乎有一定的事实依据。然而，这一观点是不彻底的，它没有回答一个最根本的问题，即认识食物也同样要追溯其起源过程，况且某些矿物药、外治法、针灸法等并不一定与寻找食物有关。因此，医食同源论仍不能完整解释医学起源问题。

历史事实证明，只有马克思主义的历史唯物论能给医学起源问题做出完整和本质的说明，那就是医学只能产生于广大人民群众的生产生活实践。

人们在生产生活实践中得了病，只有通过反复的生产生活实践才能认识它，也只有通过生产生活实践才能找到解决办法。就本质和规律而论，医药实践不过是从生产生活实践中分化出来的。正如恩格斯在《自然辩证法》中所说："科学一开始就是由生产决定的。"

第二章　壮医药经验的积累
与理论认识的形成
（秦～民国）

公元前 214 年，秦军击败西瓯，统一岭南，秦始皇设置郡县以治之，自此岭南成为祖国大家庭的一分子，2000 多年来与中原交流不断。先进的手工业和农业技术随着汉人的南迁而传入壮族地区，有效地促进了壮族地区社会和文化的发展和进步，中原的儒家思想和道教思想等也通过兴办学校在壮族地区广为传播。随着与中原文化交流的增加，壮医药与中医药也进行交流并互相渗透，壮医药得到了迅速的发展。

秦汉至隋代是壮族医药知识的经验积累时期，表现为对疾病的认识和诊疗经验得到了进一步的积累和总结，壮药知识也有了新的积累，新的药物品种不断增加，一些原有的药物也增加了新的用途，初步形成了具有浓郁民族特色的壮医药。

唐宋至民国，壮医药知识经验更深一步积累，加上受到汉文化特别是中医学的重大影响，壮医药在原有的实践经验的基础上吸收了中医的阴阳、气血、脏腑等理论以及诊断技术、治疗方法等内容，壮医药理论体系逐步形成。此时期，壮医已能区分性质种类明显不同的疾病，将疾病按不同性质分为六大类，用特定的名称来命名，即痧、瘴、蛊、毒、风、湿，并总结出相应的诊断与治疗的方法。在此基础上，壮医药形成了对人体生理病理和疾病病因病机的认识，以及诊断疾病的方法，治疗疾病的原则和方药。

第一节　对疾病的认识和诊治

一、对疾病的认识

（一）早期对疾病认识的特点

壮族先民在生活、生产及与疾病做斗争的实践中，已经认识到了疾病对人体健康的危害，对疾病有了一定的认识。如马王堆汉墓出土的《五十二病方》记述有漆疮、蛇毒、蛭蚀、中蛊等南方的常见病，《后汉书》《诸病源候论》都有关于岭南瘴气的记载，《肘后方》记载了岭南地区治疗脚气病、防治沙虱毒（恙虫病）经验等医药内容。但在很长时间内，壮族先民对疾病的认识比较笼统，对疾病的类别区分不清，具体表现为以下方面：

1. 以瘴指代疾病 《岭外代答》载："岭南凡病皆谓之瘴。"《岭表十说》云："四时亦有伤寒瘟疫之疾，其类不一，土人不问何病，悉谓之瘴。"可见当时壮医对疾病的认识笼统，称谓较为含糊，无论什么疾病表现为何种症状，都称为瘴。

2. 以瘴指代病因   瘴除了用来指代疾病，还用来指代病因。如《医学正传》说："岭南闽广等处曰瘴气，盖指山岚雾露烟瘴湿热恶气而名之也。"指出了壮医用瘴来指代岭南等地易侵害人体的恶气、毒气。

3. 疾病分类模糊

（1）痧瘴不分：《同正县志》指出："当四五月，新水方生，挟涧谷之泥土而来，食之多腹痛、泄泻或感冒暑湿，郁为痧症，使人四肢沉困，倦于行坐，此所谓黄梅瘴也。至九十月则天气收敛，亦每变为疟疾，寒热往来，或绵延至余年不愈，此则所谓新禾瘴。"明代王肯堂的《证治准绳》进一步记述："近世因寒热发作，见其指甲青黑，遂名曰痧，此病即是南方瘴气。"这种情况一直持续到宋元时期，甚至明代。

（2）毒的内涵广泛：毒的含义很广泛，可以是多种病症的临床表现，更是招致百病的主要病因。晋代葛洪《肘后备急方》记载了岭南俚人防治沙虱毒、瘴毒、箭毒、蛇毒的经验；隋代巢元方《诸病源候论》收录了岭南使用的五种毒药——不强药、蓝药、焦铜药、金药、菌药。据文献记载，壮医和壮族民间使用的毒药和解毒药在百种以上。毒主要分为金属毒、植物毒、食物中毒、酒精中毒、毒蛇和毒虫咬伤、毒箭、瘴毒、蛊毒，等等。

（二）唐宋以后对地方常见病、多发病的认识

唐宋以后，壮医对本地常见病、多发病的认识逐渐深入，表现在能够较清晰地区分痧、瘴、蛊、毒、风、湿等疾病，并对这些常见多发病的病因病机、主要症状、地域性、多发性、分类等有较正确的认识，还摸索出独特的诊断方法和治疗方药。

1. 对痧的认识   痧病是壮医认识较早的一种我国南方夏秋季节多发的病证。中原直到元代危亦林所撰的《世医得效方》才有对痧病的记述，而在这之前，壮医对痧病早有认识。痧病指热性疫病，或暑热病证。壮医所称的"痧"，系指患病后以出现头昏眼花、发热头痛、胸腹满闷、上吐下泻、腹痛如绞、大汗淋漓、唇甲青紫、胸部或背部常透发斑点（壮医称"斑麻"）为临床特征的一类内科急症。如今民间壮医对痧症的分类已达数十种之多，而且针对发病主要症状和病因，各有不同的治疗方法，如刮痧、挑痧等治疗技法在壮族民间广为流行，几乎尽人皆知。在宋代的文献中，就有壮医"挑草子"和针刺放血治疗"斑麻痧"的记载。

（1）痧病的临床表现及类型：痧病的临床表现主要有全身胀累、倦怠无力、恶心厌食、胸背部透发痧点、或吐或泻、唇甲青紫等症状。按发病缓急分为急痧（类似中风、中暑）和慢痧（类似湿温），按其临床表现分为痧气、红毛痧（又称羊毛痧）、标蛇痧、绞肠痧、蚂蟥痧、痧麻夹经、痧麻夹色等，按症状轻重分为轻痧麻和重痧麻，按疾病性质分为寒痧、热痧、暑痧、风痧、阴痧、阳痧等。

（2）痧的病因病机：《镇安府志》说："天保县山深箐密，气候多乖……居此者多中虚，四时均易感冒，或晴雨偶衍即病疫流行。"其病因病机是机体内虚，正气不足，感受疠气、霉气、痧雾暑气等外邪，或饮食不洁，内伤肠胃，导致气机阻滞，血运不畅，阴阳失调而发病。

（3）痧的地域性、多发性：《镇安府志》说："当地最畏疟疾或头痛寒热，俗称斑麻，寻常医药不能效也。"《上林县志》也说："县治逼近深山，风发于石罅，气蒸于石骨，故侵人尤峻厉，极热之际猝为寒邪所袭，少不加谨，深入腠理即有发烧、发疟及痧麻等症。"清·鲍相璈

《验方新编》云："岭南烟瘴，尤多痧病。"这些丰富的史料足以说明，从远古时代起，痧病就一直是壮族地区的常见病、多发病。

2. 对瘴的认识　壮族地区地处亚热带丘陵山区，重峦叠嶂，丘陵延绵，江河纵横，气候炎热，多雨潮湿，植被茂密，动物繁多。这种自然气候环境为壮族先民的生存提供了便利，同时也利于疾病的滋长，尤其是炎热多雨的气候，使动物的尸体及败草落叶易于腐烂而产生瘴毒，严重地威胁着壮族先民的生命。从文献中的有关记载可了解当时对瘴的认识水平。

（1）瘴的主要症状：《诸病源候论》曰："此病生于岭南，带山瘴之气，其状发寒热，休作有时。"宋·范成大《桂海虞衡志》曰："瘴者，山岚水毒，与草莽沴气，郁勃蒸熏之所为也。其中人如疟状。"明确指出瘴气症状如疟疾。

（2）瘴的分类：宋代范成大《桂海虞衡志》指出："春曰青草瘴；夏曰黄梅瘴；六七月曰新禾瘴；八九月曰黄茅瘴。土人以黄茅瘴为尤毒。"所称"土人"，当是指民间壮医。可知这时的壮医已经知道按发病季节对瘴疾进行分类，并从实践中得知发于八九月的黄茅瘴病情最重。这和壮族地区民间谚语"青草黄茅瘴，不死成和尚（指头发掉光）"的说法是一致的。

（3）瘴具有传染性：《后汉书·马援传》载："出征交趾，土多瘴气，军吏经瘴疫死者十四五。"《后汉书·南蛮传》云："南州水土温暑，加有瘴气，致死者十必四五。"此时壮医已经认识到岭南瘴气具有传染性，危害严重。

（4）瘴的地域性、多发性：宋代范成大《桂海虞衡志》指出："瘴，二广惟桂林无之，自是而南皆瘴乡矣。"又说："两江水土尤恶，一岁无时无瘴。"两江指左江、右江，是岭南壮乡腹地。明代张介宾的《景岳全书》也说："瘴气唯东南之域乃有之。"

（5）瘴的病因病机：隋代巢元方《诸病源候论》认为瘴气是由"杂毒因暖而生"及"皆由山溪源岭瘴湿毒气故也"。宋代范成大《桂海虞衡志》指出："瘴者，山岚水毒与草莽沴气、郁勃蒸熏之所为也。"周去非《岭外代答》认为："盖天气郁蒸，阳气宣泄，冬不闭藏，草木水泉皆禀恶气，人生其间，日受其毒，元气不固，发为瘴疾。"明代张介宾在《景岳全书》中指出："盖岭南地气卑湿，雾多风少，且以冬时常暖"，所以有瘴气。

（6）瘴的治疗：宋代范成大《桂海虞衡志》记载了壮医使用不换金正气散治疗瘴疾的经验："瘴……其中人如疟状，治法虽多，常以附子为急需，不换金正气散为通用。"《岭南卫生法》解释了其功用："真方不换金正气散……解山岚瘴气，八般疟疾……凡过岭南，此药不可阙。"同一时期的《岭外代答》记载："昔静江府唐待御家，仙者授以青蒿散，至今南方瘴疾服之有奇验。其药用青蒿、石膏及草药。"此外，书中还详细地记载了壮医针刺治疗热瘴的经验："间有南人热瘴挑草子而愈者。南人热瘴发一二日，以针刺其上下唇，其法：卷唇之里，刺其正中，以手捻去唇血，又以楮叶擦舌，又令病人并足而立，刺两足后腕横缝中青脉，血出如注，乃以青蒿和水服之，应手而愈。"至元代，《岭南卫生方》主要辑录宋元时期医学著作中有关岭南地区多发病瘴疟等证治的资料，书中载有冷瘴灸法，认为"瘴病既久，气血虚，服药必不作效，宜灸膏肓并大椎骨下及足三里，更须审订果是久病及是虚弱，然后灼灸"，指出灸法不适合热瘴，并对壮医针刺治疗法给予高度评价，认为"南方挑草子之法不可废也"，即使是"士大夫不幸而染热瘴，亦只得求南人之针法以刺之"。清·蒋毅夫在《恭城县志》记载壮医用瓷瓦针将十指刺破并放出紫血救治瘴疾重症的经验："行役劳苦之人，一或不慎，辄生外感，轻则身骨疼痛，用刮摩之法；重则昏迷不知，非用瓷瓦针将十指刺出紫血则命在旦夕。"并指出，治疗"宜急不宜缓，急则生，缓则死，生死关头，不可忽也，此疗治之方法也"。表明壮医能分辨疾病的轻重缓急，并重视疾病重症的治疗。

（7）瘴的预防：清·博圣《镇安府志》介绍了平时预防瘴气之修养方法："晨兴盥漱后，先服平胃散，间或投以不换金正气散。洗脸后啜少粥，巳时早食，申时晚食。夜则服消食等药，再食，宜节饮，不宜大醉及频数耳。但一日之间寒暖数变，须脱著以时。少食生冷则脾胃自壮，少食油腻则胸膈自快。无大忿怒以伤天和，重节色欲以固真气。如此调摄，决可以无恙。"民国《三江县志》指出："在昔多瘴疠之乡，每因烟户日增而瘴疠日减……故开发山泽，其气自畅，人迹既蕃，毒薮必将尽除，则不惟生产增加，亦可销弥岚瘴，盖地气固有时而变，亦可以人胜，所谓人与天争也。"

3. 对蛊的认识　蛊，亦称蛊毒、蛊病，《说文·蛊部》曰："蛊，腹中虫也。"《赤水玄珠·虫蛊》云："蛊以三虫为首……彼蛊证者，中实有物，积聚已久，湿热生虫。"《诸病源候论·蛊毒候》则载："人有故造作之，多取虫蛇之类，以器皿盛贮，任其自相啖食，唯有一物独在者，即谓之为蛊，便能变惑，随逐酒食，为人患祸。"蛊，一是指感受蛊毒病邪而致虫毒结聚脏腑、阻滞经络，出现面目青黄、心腹切痛、吐血下血、头痛腹泻等一系列症状的疾病，相当于西医学所认识的血吸虫病、重症肝炎、肝硬化等；二是指中了人为的毒药所引发的一系列诸如腹痛腹泻、昏迷甚或死亡的疾病。

（1）蛊的临床表现：宋·周去非《岭外代答》谓："广西蛊毒有二种，有急杀人者，有慢杀人者。急者，顷刻死；慢者，半年死。"蛊毒致病由于病因不一、病机多变，故症状复杂，病情一般较重，发病后主要表现为面目青黄、头痛、咳嗽、腹胀腹泻、心腹刺痛、胸胁支满、吐血下血、寒热闷乱、腹大如鼓、四肢沉重、关节酸痛、咽喉肿痛、肢体麻木、身体瘦弱、恶寒发热、吐逆无时，甚者口吐秽血而死。

（2）蛊的地域性、多发性：广西壮族聚居地为蛊病的多发地区。唐·刘恂《岭表录异》称："岭表山川，盘郁结聚，不易疏泄，故多岚雾作瘴。人感之多病，腹胪胀成蛊。"岭表山川即今之两广地区。清·王士祯在《香祖笔记》卷三记载有："两广云贵，多有蛊毒。"

（3）蛊的病因病机：唐·刘恂《岭表录异》称："俗传有萃百虫为蛊以毒人，盖湿热之地，毒虫生之，非第岭表人家性惨害也。"壮族所居之地为高山峻岭，江河密布，草木茂密，盘郁结聚，不易疏泄，导致山岚雾气缭绕作瘴；复因寒热无常，多雨潮湿，湿热蕴积，毒虫繁殖，侵害人体而发蛊毒之病。远在唐宋时期，壮族民间就已认识到蛊病与虫蛇毒气有关。

（4）蛊的治疗：晋代稽含所著《南方草木状》是我国现存最早的植物学专著，其中记载："吉利草，其茎如金钗股，形类石斛，根类芍药，交广俚俗多蓄蛊毒，惟此草能解之，极验。吴黄武中，江夏李侯以罪涉合浦，始入境，遇毒，其奴吉利者偶得是草，与侯服，遂解。"明代楼英在《医学纲目》中载有治疗蛊毒的方法："凡诸蛊……宜大豆甘草荠苨汁饮之，通除诸毒药。川山豆根不拘多少，如中药蛊毒，密遣人和水研以噤声，服少许，不止再服一方，用酒调下二钱。"

4. 对毒的认识　毒的内涵非常广泛，是多种病症的临床表现，更是招致百病的主要病因。唐·陈藏器《本草拾遗》曰："岭南多毒物，亦多解物，岂天资乎？"无数中毒致病甚至死亡的实例和教训，使壮族先民们对毒有着特别直接和深刻的感受，并总结了丰富多彩的解救方法，这在历代本草著作中都有记载。据文献记载和实地调查发现，壮医和壮族民间使用的毒药和解毒药在百种以上，这在我国的民族传统医药中是具有特色和优势的，是壮医学对中医学的贡献。这部分内容在后面有专门的介绍。

5. 对风的认识

（1）风毒致病的临床表现：以抽搐、昏迷为主，伴有发热、头痛、汗出、怕冷、咳嗽、鼻塞、流涕，或肢体麻木、强直、痉挛、四肢抽搐、角弓反张、皮肤瘙痒，目诊见脉络散乱等。

（2）风毒的分类：风毒包括的疾病非常广泛，民间有 36 种风和 72 种风之分。在壮族民间有中风、肚痛风、急惊风、哎迷风、慢惊风、天吊风、乌宿风、蚂蟥痧风、疳风、上吐下泻风、寒风、五鬼风、散惊风、乌缩风、虎口风、内吊风、天吊风、缩沙风等。按病者抽搐姿势不同分为鸡爪风、撒手风、看地风、弯弓风、倒地风等；按兼症不同分为水泻风、黑沙风、肝痛风、夜啼风、呕逆风、肝胀风、潮热风、昏迷风、发冷风、迷魂风等；按发病时声音的不同分为羊风、马风、鹦鹉风、猪母风等；以动物命名的有老鸦风、鹊惊风、蛇风、羊痫风、癫猪风、路鸟子邪风、鱼口风、马蹄风、鲫鱼风、螺蛳风等。

6. 对湿的认识　湿毒为病与壮族所处的地理气候特点有关。《素问·异法方宜论》明确指出："南方者，天地所长养，阳之盛处也，雾露之所聚也。"壮族聚居区地处亚热带，气候炎热，雾露雨多，地卑潮湿，故壮医认为很多疾病皆由湿毒造成。

（1）湿病的临床表现：湿毒若滞留于肢体骨肉，可见肢节疼痛、头身困重、倦怠、关节酸痛重着、头重如蒙；若湿毒滞留于三道，可见食少、胸闷腹胀、泛恶呕吐、黄疸、水肿、腹泻、痢疾、小便清长，目诊"勒答"脉络混浊。

（2）湿病的地域性：壮族聚居区地处亚热带，气候炎热，阴湿多雨，因此很多疾病与湿毒有关。如明《广西通志》说："岭南外区，瘴疠熏蒸，北方戍人，往者九死一生……今闻发北兵逾万人戍岭外，下湿上蒸，病死必多……盖以其地炎燠、卑湿，瘴疠特甚，中原士卒不服水土，不待戈矛之及矣。"

（三）壮医独特的病名

壮医在以壮语表述疾病名称时，有的按主要症状命名，有的按预后良恶来命名，有的以取类比象来命名。广西德保县已故老壮医罗家安所著《痧症针方图解》（手稿）记载了 82 种病名，其中有 20 多种是中医、西医所没有的，属于壮医病名，如"天寒""地冷""蛇龙吊""七星""电光""肚带""胫喉""蛇惊""猫惊""红毛""耳羊""红头痧"等，这是已经译成汉字的壮医疾病名称。此外，还有大量尚未译出的壮语疾病名称，如"生疖子"，壮医根据其不同的临床表现，就分为 5 ~ 6 种病名之多。这些病名只有用壮语才能比较准确地加以表述。已知的壮语疾病名称不下百种，但由于南北方言的差异，且缺乏文字记载而欠规范化，有待于今后的发掘、整理和提高。

二、对疾病的诊治

（一）对疾病诊断的认识

秦至隋时期，壮医虽然对疾病的分类不是很清晰，但已经开始对某些疾病作诊断和鉴别诊断了，这在文献中有一些零星记载。如隋代巢元方所著的《诸病源候论》，不仅记载了岭南俚人的五种毒药，而且记载了中毒的诊断方法："此五种药中人者，亦能杀人。但此毒初著，人不能知，欲知是毒非毒者，初得便以灰磨好熟银令净，复以水杨枝洗口齿，含此银一宿卧，明旦吐出看之，银黑者是不强药，银青黑者是蓝药，银紫斑者是焦铜药。"

唐宋至民国时期，随着医疗实践的不断深入，对疾病认识的不断加深，壮医摸索出一套独特的诊断疾病的方法，包括望诊、目诊、脉诊、甲诊、指诊、腹诊。这些诊法与中医及其他民族医药相比，均具有壮医自己的特色，尤其是目诊、甲诊、农氏腹诊及探病诊法。

此时，壮医对当地发生的痧、瘴、蛊、毒、风、湿等常见多发病已找到诊断的要点，诊断水平不断提高。如对中蛊的诊断，唐代孙思邈《千金要方》载有："欲验之法，当令病人唾水，沉者是蛊，不沉者非蛊也。"明代的张介宾《景岳全书》记述的方法是："煮鸡蛋一去皮，加入银钗一双，含纳口内，一饮之顷，取视之，若黑即为中蛊。"明代楼英在《医学纲目》载有诊断的方法："验蛊之法，含一大豆，其豆胀皮脱者，蛊也；豆不胀皮不脱者，非也。"清代刘锡蕃《岭表纪蛮》中也记载了壮医用耳垢验中蛊的经验："藏耳垢于指甲，饮前密弹于杯，如蛊酒即沸而溢，可免中毒。"

（二）对疾病治疗的认识

1. 内治法　内治法即通过内服药物来治疗疾病的方法。壮医对药物的运用是由单味的药物逐渐过渡为复方的。

（1）秦至隋时期：在长期的生产、生活及与疾病做斗争的实践中，壮医逐渐总结出一些针对当地常见病、多发病行之有效的预防和治疗的药物，如薏苡仁、铁冬青、金银花、槟榔、菖蒲等。

①薏苡仁：1974年，广西平乐县银山岭汉墓出土的植物中有薏苡仁，说明壮族在汉以前就使用薏苡仁来防治疾病了。《后汉书·马援传》记载马援率军在岭南作战时，瘴气的侵袭使军士死亡很多，迫使他们在当地寻找治疗方药。在岭南期间，他们向当地土著人学会了"常饵薏苡实"，因为薏苡仁功能"轻身省欲，以胜瘴气"。南方产的薏苡仁大，"援以为种，军还，载之一车"。史料表明，薏苡仁是壮族地区发现并首先用于防治瘴气及治疗本地之常见病的药物。马援回朝时才将薏仁实介绍到中原。

②铁冬青、金银花：1976年和1979年，广西考古工作者分别发掘了贵县罗泊湾西汉初年的两座汉墓，出土了不少植物药，其中标本M12248及M2241出土时内盛植物叶，经广西林业科学研究所鉴定为铁冬青，随同出土的植物中还有金银花。这两种植物药都具有清热解毒的作用，可治疗瘴气的头痛、内热等症。

③槟榔：东汉杨孚《异物志》中有岭南人嚼槟榔的记载，妇女更是赶圩时也不忘带上槟榔。槟榔具有"辟瘴、下气、消食"的作用，"南方地湿，不食此无以祛瘴疠"。宋·周去非在《岭外代答》中说："广东西路皆食槟榔者，客至不设茶，惟以槟榔为礼，每逢人则黑牙朱唇，询之于人何为酷嗜如此，答曰：辟瘴下气消食。食久，顷刻不可无之，无则口舌无味，气乃秽浊。"明代苏濬的《广西通志》中也载槟榔"土人食之，不离口"。这里说的土人当指壮族人。由此可知，槟榔自古以来便是壮族日常交往及婚姻喜庆中的礼仪信物。槟榔的辟瘴作用后来被载入《图经本草》及《本草纲目》等中医本草著作中。

薏苡仁、铁冬青、金银花、槟榔、菖蒲等药物都具有清热、解毒、祛湿的作用，可见壮医对疾病都喜用清热解毒祛湿的方法。而从广西的地理气候特点考虑，这一方法对大多岭南的常见病、多发病是有效的。即使在当时，壮医对疾病的区分不是很清楚的情况下，其对常见病、多发病痧、瘴、蛊、毒、风、湿的治疗都是有效的。

（2）唐宋至民国时期：壮医在治疗痧、瘴、蛊、毒、风、湿等常见多发病时已经有丰富的经验。他们在实践中积累了大量有效的经方和验方，并能根据疾病不同的临床表现创制不同的方剂治疗，如陈家白药和甘家白药专用于治疗中毒，而《岭南卫生方》的成书则是壮医治法成熟的体现。

《岭南卫生方》是专论岭南瘴疾的，书中对瘴的临床表现、诊断、治则、治法及立方用药的论述尤其详尽。对瘴的治疗不仅有单味特效药物，如青蒿，而且根据瘴疾不同的表现运用不同的方剂。如用嘉禾散治疗瘴疾阴阳表里未分之际；用冷汤治疗瘴毒内寒外热，咽嗌间烦躁不解；用沈附汤治疗瘴毒上寒下热，腿足寒厥；用草果饮治疗瘴疟头疼身痛；用冷香汤治疗感瘴虚热，胸膈不利；用乐令黄芪汤治疗瘴毒发热，烦躁引饮，大便不通，小便赤涩；截疟饮可用于治疗一切瘴疾；此外还有摄生方治疗痓瘴等。

从冷瘴的治疗上，更体现了壮医的辨证论治及多层治法的成熟。根据冷瘴的脉证表现，对本病的治疗首先用姜汤或陈皮半夏汤送服感应丸，第二日专服和解散，并配合灸法，运用了多层次的治疗方法。从中看出壮医治病是有一定法度的，治疗的方法虽多种多样，但大多在一定的指导原则下进行。

2. 外治法　壮医外治法是通过外部刺激从而达到治疗目的的治疗方法。壮族的外治法丰富多彩，据调查，在壮族民间常用的外治法有：

（1）壮医针法：有火针疗法、针挑疗法、挑痔疗法、挑痧疗法、挑疳疗法、陶针疗法、麝香针法、颅针疗法、跖针疗法、旋乾转坤针法等。

（2）壮医灸法：有壮医药线点灸疗法、火功疗法、四方木灸法、水火吹灸疗法、灯花灸疗法、鲜花叶透穴疗法、麻黄花穗灸疗法、竹筒灸疗法、艾灸疗法等。

（3）壮医其他外治疗法：有壮医刮疗法、药刮疗法、药物熏蒸疗法、药物熏洗疗法、佩药疗法、药锤疗法、敷贴疗法、点穴疗法、骨弓刮法、药物竹罐疗法等。

（三）壮医其他疗法

壮族地区具有独特的地理环境和气候条件，这里植被茂密、动物繁多、物产丰富，同时致病因素也多。壮族先民生活在这样的环境里，在千百年的生产生活实践中，充分发挥他们的聪明才智，习于就地取材，善于发明创造，勤于应用总结，因而产生了许多除上述内外治疗疾病的方法外独特的、现仍流行于民间的有效的治疗方法，如药酒疗法、壮医接骨术、食物疗法、鼻饮法、蛊毒疗法等。

三、壮医的分科

壮医分科的出现较晚，而且分科只是相对而言，并不彻底，这和中医的情况有些相似。据文献记载（见《史记·扁鹊仓公列传》），中医在战国时期已出现分科，扁鹊入乡随俗，或为带下医（妇科），或为耳目痹医（五官科），或为小儿医（儿科）。早于扁鹊四五百年的《周礼》更明确记载当时有食医、疾医、疡医等之分。但在其后漫长的发展岁月中，中医并未形成严格的分科制度，这大概和医学性质及科技发展水平有关。

由于壮医缺乏文献资料，故其分科的出现始于何时，不可能十分明确，只能根据有关线索进行初步的探讨。

药线点灸疗法长期在壮族民间流传，是壮医药的重要组成部分，该疗法由龙玉乾的祖母传给她的儿子龙见宏，再由龙见宏传给他的儿子龙玉乾。该疗法起源年代尚待考查，据其在龙氏家族已流传三代以上的事实推算，至少已有百年以上的历史，现已成为独具特色的壮医治疗方法。

广西德保县著名壮医罗家安擅长壮医针挑疗法，绘制和编写了《痧症针方图解》一书。罗家安生于1901年，幼年即向当地民间医生学习有关壮医药知识，说明针挑疗法已有百年以上的历史。考诸文献，晋代葛洪《肘后备急方》卷七"疗沙虱毒方"载："已深者，针挑取虫子。"葛洪到过岭南，曾在广东的罗浮山及广西北流市勾漏洞炼丹多年，其记载的以针挑疗法治疗的"沙虱毒"，与恙虫病生活形态、发病情况、临床特征等较符合，而恙虫病主要流行于气温与湿度较高的热带与亚热带，本病在我国主要流行于福建、浙江、广东、广西、云南和台湾等省区。葛洪曾到过恙虫病流行地区，故其所记治"沙虱毒"的针挑疗法与壮族先民有关。

宋代的范成大曾于乾道八年（1172年）至淳熙二年（1175年）任静江府（今广西桂林地区）知府兼广南西路（今广西）安抚使，所撰《桂海虞衡志》对广西的壮、瑶、苗等少数民族社会的历史及生活习俗均有较详细的记载。关于针挑疗法，《桂海虞衡志》曰："草子，即寒热时疫，南中吏卒小民，不问病源，但有头痛不佳，便谓之草子，不服药，使人以小锥刺唇及舌尖出血，谓之挑草子。"这是针挑疗法与壮族先民有关的不可辩驳的事实。据此推断，壮族民间的针挑疗法至今已有800多年的历史，因此，这种疗法能够成为专科有深厚的基础。

壮族地区古时山高林密，毒蛇猛兽出没其间，壮族先民在这种环境中生活，外伤和毒蛇咬伤是常有之事，壮医在长期的实践中积累了治疗外伤和毒蛇咬伤的丰富经验，所以壮医在外伤和蛇伤方面早就出现了分科。如广西天等县民族医院张国宁老壮医，家传蛇伤药"双龙胶囊"（现名），据说已有4代。该药由龙衣、地龙各等量分别研末，分装瓶内备用。凡被毒蛇咬伤者，先用上两药各等量开水送服，继用土半夏根捣烂外敷伤口周围，效果很好。

第二节　壮医理论认识的形成和发展

随着壮医对疾病认识的加深，临床诊断、鉴别诊断经验的积累，用药经验日趋丰富，诊疗技术进一步获得提高，逐渐形成了草药内服、外洗、熏蒸、敷贴、佩药、骨刮、角疗、灸法、挑针、金针等十余种治疗方法，创制了大量的验方、秘方，发明了丰富多彩的诊疗技术。壮医药经历了长时期知识的积累和发展阶段，到了晚清和民国时期，医药知识由零星的积累到逐渐系统化，包括人体生理病理、疾病的病因病机、疾病的诊断、疾病的治疗原则和治疗方法等，逐步形成了一整套较为系统的，具有民族及区域特色的理论体系的雏形。

壮医药理论体系在学术上具有与中医及其他民族医药（如藏医、蒙医、维医、傣医等）不同的特点，即地方民族特色。它不是某个壮医个人创造的，而是无数壮医及人民群众长期同疾病做斗争的经验总结和升华，同时是在朴素的唯物论和辩证法思想影响下逐渐发展形成的。其理论体系属于朴素的、宏观的理论，是对大自然和人体生理病理进行长期宏观观察的结果，而不是现代实验研究的结果，因此它的形成不受现代实验条件和环境所制约和影响，因而具有一定的地方民族特色，并有效地指导临床实践。

一、对人体解剖及生理病理的认识

壮医对人体解剖及生理病理的认识，一方面来源于社会生产实践，另一方面，中医的影响也起到了非常重要的作用。

（一）壮族民间习俗

壮族民间有拾骨迁葬的习俗。如《宁明县志》记载，该地区壮族"于殡葬三五载后，挖开坟墓，仔细拾出枯骨，俗称'拾金'，把拾出的枯骨抹拭干净，再用香火熏干，然后按一定规则纳于一瓦坛中。"这种习俗由来已久，并延续至今。战国时期的《墨子·节葬》说："楚之南有炎人国者，其亲戚死，朽其肉而弃之，然后埋其骨，乃成为孝子。"

壮族拾骨迁葬首先要仔细拾出枯骨，揩净，如果遗骨潮湿，还要用炭火烘干。然后按从脚到头的顺序安放到"金坛"中，取"坐"着的姿势（表示他自然从容地坐着，面对人间和他的子孙，祭拜时就像与后人亲密无间地"见面"一样），盖好罐盖。在这一过程中，壮族先民对人体骨骼系统有了较客观的认识，加上长期渔猎及对禽畜的屠宰观察，因而很早就具有一定的解剖知识。现在很多壮医都能用壮语说出人体许多骨骼的名称。

（二）欧希范五脏图

北宋庆历年间，在壮族聚居的广西宜州（今广西宜州市和环江县境内）曾发生了一次壮族农民起义。据《岩下放言》记载："世传欧希范五脏图，此庆历间（1041—1048）杜杞代制治广南贼欧希范所作也。希范本书生，桀黠有智数……乃与其党蒙干啸聚数千人，声摇湖南。朝廷遣杨畋讨之，不得，乃以杞代。杞入境，即为招降之说，与之通好。希范猖獗久，亦幸以苟免，遂从之，与干挟其首领数十人偕至。杞大为燕犒，醉之以酒，已乃执于座上。翌日，尽磔于市，且使皆剖腹，刳其肾肠，因使医与画人一一探索，绘以为图。"统治阶级用曼陀罗花酒劝降诱捕欧希范、蒙干等起义首领56人后，在第二天全部杀害，并解剖死者的胸腹，宜州推官吴简与医生、画工较仔细地观察了这些尸体的内脏器官，并由画工宋景描绘成图，这便是《欧希范五脏图》。

《欧希范五脏图》是我国医学史上第一张实绘人体解剖图，该图早已佚失，从《史记标注》转引杨介《存真图》中所载吴简的一段话中可以窥其大略："吴简云：'凡二日剖欧希范等五十有六腹，皆详视之，喉中有窍三：一食、一水、一气，互令人吹之，各不相戾。肺之下则有心肝胆脾，胃之下有小肠，小肠下有大肠。小肠皆莹洁无物，大肠则为滓秽。大肠之旁则有膀胱。若心有大者、小者、方者、长者、斜者、直者、有窍者、无窍者，了无相类，唯希范之心……如所绘焉。肝则有独片者，有二片者，有三片者。肾则有二，一在肝之右微下，一在脾之左微上。脾则有在心之左。至若蒙干多病嗽，则肺焦胆黑；欧诠少得目疾，肝有白点，此又别内外之应。其中黄漫者脂也。'"

就已知中医文献来看，吴简对人体胸腹脏器间的位置及相互关系的描述，较之前人详明而准确得多。实际上他已注意到右肾比左肾的位置略低，这是了不起的发现。他明确指出脾在心之左（不言而喻，肝则在右侧），从形态学上纠正了左肝右脾的错误认识。《欧希范五脏图》不仅在生理解剖方面取得一定成就，在病理解剖方面也有可贵发现。吴简所云："蒙干多病嗽，则肺焦胆黑。"久病咳嗽而致肺颜色发黑的病理解剖现象是完全可能的。这一解剖发现不仅以事实说明中医学"有诸内必形诸外"的脏腑相关理论，而且开了中国医学史上从人体内脏形态的改变寻找体表病症产生原因的先例。

在我国医学史，特别是解剖学史上，其历史意义是肯定的，对中医和壮医在人体解剖以及生理、病理方面的认识有促进作用。

（三）壮医解剖学知识的意义

这次尸体解剖绘下的《欧希范五脏图》，对人体脏腑组织结构的描绘较准确详细，是有文字记载的我国医学史上的第一张实绘人体解剖图。在解剖过程中还从医学的角度对人体生理现象、病理变化进行了观察和描述，如"蒙干多病嗽，则肺焦胆黑；欧诠少得目疾，肝有白点"，为中医及壮医对人体解剖及生理病理的认识提供了参考依据。

这一人体解剖事件发生在壮族地区，除了说明当时的统治阶级有意在少数民族地区肆施淫威之外，还在一定程度上说明壮族民间对于尸体解剖或多或少是能接受的。如果像中世纪的欧洲宗教对尸体解剖那样绝对禁止，当时的统治阶级即使捕获义军首领，也不敢在当地逐一解剖。这在当时巫医共存、信仰神灵的壮族地区是难能可贵的。

中医对人体解剖的有关知识虽然在《黄帝内经》中有不少记载，但尚处于经验性的意识阶段，其中有不少错误的认识。直到明末清初《医林改错》的刊行，才纠正了前人关于人体脏腑记载的某些错误，使中医对人体解剖的认识上了一个台阶。然而《医林改错》较《欧希范五脏图》晚了600多年，并且是王清任在观察病死后丢弃并被狗咬食过的破腹露脏的小儿尸体后所著的，并非直接解剖所得，因而对人体脏器结构有错误的认识，如认为"心无血"和"头面四肢按之跳动者皆是气管"等。以解剖学为基础的西方医学，虽然在公元前460年～公元前377年（战国时期）就有了一些关于解剖学的记载，但那只是建立在对动物解剖的基础上的，因而有许多错误的记载。直到1514—1516年（明代中后期）解剖学创始人安德烈·维扎里秘密地由菜地里盗出尸体，藏在家中，夜间解剖，著出了《人体的结构》一书，对人体脏腑组织结构才有了较为真实的描述。而该书较《欧希范五脏图》晚了500多年。其他民族医药在历史上则尚未见关于解剖的专门著述。由此可见，壮族地区绘制的《欧希范五脏图》在医学史上，尤其是解剖学上所处的重要地位以及所做出的重大贡献。

（四）壮医对人体脏腑组织器官的认识

由于对尸体进行解剖及《欧希范五脏图》绘制知识的传播，加上壮族民间拾骨迁葬的习俗，使壮医们对人体解剖有了一定的认识，从而对人体脏腑组织器官有了较明确的概念，因此能对骨骼、气血、五脏六腑都有相应的叫法，并认识到脏腑、气血、骨肉是构成人体的主要物质基础。位于颅内和胸腔、腹腔内相对独立的实体都称之为脏腑，没有很明确的"脏"和"腑"的区分观念。颅内容物壮语称为"坞"，含有统筹、思考和主宰精神活动的意思。如精神病出现精神症状，壮医统称为"坞乱"或"巧坞乱"，即总指挥部功能紊乱的意思。壮语称心脏为"咪心头"，有脏腑之首的意思。称肺为"咪钵"，肝为"咪叠"，胆为"咪背"，肾为"咪腰"，胰为"咪曼"，脾为"咪隆"，胃为"咪胴"，肠为"咪虽"，膀胱为"咪小肚"，妇女胞宫为"咪花肠"。这些内脏各有自己的功能，共同维持人体的正常生理状态，没有什么表里之分。当内脏实体受损伤或者其他原因引起功能失调时，就会引起疾病。

骨（壮语称为"夺"）和肉（壮语称为"诺"）构成人体的框架和形态，并保护人体内的脏器在一般情况下不受伤害。骨肉还是人体的运动器官，而且人体内的谷道、水道、气道以及龙路、火路都往返运行于骨肉之中。骨肉损伤可导致上述通道受阻而引发其他的疾病。

血液（壮语称为"勒"）是营养全身骨肉脏腑、四肢百骸的极为重要的物质，得天地之气而化生，赖天地之气以运行。血液的颜色、质量和数量有一定的常度，血液的变化可以反映出人体的许多生理和病理变化。刺血、放血、补血是壮医治疗多种疾病的常用方法。查验血液颜色变化及黏稠度变化，是壮医判断疾病预后的重要依据之一。

（五）引进中医的概念

认识了脏腑的生理功能及病理变化，壮医对人体的生理病理及病因病机有了更进一步的认识。结合自身的认识水平，壮医吸纳中医学的阴阳、脏腑等概念，用来作为说理工具，以解释人体生理病理现象及疾病的病因病机，从而使壮医的理论水平及临床诊疗水平得以进一步发展和提高。

（六）壮医的天人自然观

1. 壮医对脏腑功能的认识　古代壮医对人体结构的认识最初只是影影绰绰，主要认为躯肢脏腑靠血濡养，生机活力由气推动，知道人体结构与脏腑功能的协调一致。壮医吸收了中医的脏腑概念，但对脏腑功能的认识较之中医为简。如壮医一般把人体分为上、中、下三部，上部像天，称为"巧坞"，为精气集聚之处；下部像地，称为"胴"，是津气所聚，能滋养全身；中部像人，称为"廊"，为谷气所聚，能融化精微，条达上下，沟通内外，降浊升清，荣养全身。对于心、肝、脾、肺、肾、大肠、小肠、胆、胃、膀胱等脏腑，只知道其大致的功能区别，并不细究每一脏腑的具体生理机能或病理变化。相比之下，壮医更重视人体与天气、地气的协调关系，认为天气、地气、人气互相交感，同步推移，营血充沛，气机畅达，则机体生理趋于常态。反之，天气异变，地气溷秽，人气失调，天、地、人三气交感戾气，以致三气不同步，致使邪正纷争，气机阻塞，血质瘀滞，则变生诸症。

在实际调查中发现，不少民间壮医对人体的解剖部位是比较熟悉的。例如武鸣县著名骨科老壮医覃彩京，就可以用壮语说出并用壮文写出全身各部位的解剖名称，并知道人体各个脏腑的主要功能。他的祖传医术正是在这种解剖知识的基础上不断完善和进步的。

2. 壮医阴阳为本和天、地、人三气同步理论　壮族先民阴阳概念的产生，与壮族聚居和分布地区处于亚热带，虽然平均气温较高但四季仍较分明有关。由于日月穿梭、昼夜更替、寒暑消长、冬去春来，再加上与中原汉文化的交流，壮族先民逐渐产生阴阳的概念并发展为阴阳为本的理论，且运用于医学上，作为解释人与自然之间、人体生理病理之间种种复杂关系的工具。

明代撰修的《广西通志》称，壮族民间"笃信阴阳"。壮医中还有一种阴盛阳盛的概念，其形成与取类比象的认识方法有关。壮族先民在实践中观察到，壮族地区地处亚热带，常年气温偏高，是谓阳盛；同时壮族地区经常下雨，雨量充沛，是谓阴盛，于是慢慢总结出阴盛阳盛的概念。德保县已故名老壮医罗家安所著《痧症针方图解》（手抄本）中，就明确以阴盛阳衰、阳盛阴衰、阴盛阳盛对各种痧症进行分类，作为辨证的大纲。

壮医对气（壮语称为"嘘"）极为重视，主要指人体之气。气为阳，血为阴。气是动力，是功能，是人体生命活力的表现。气虽然肉眼看不见，但可以感觉得到——活人气息一呼一吸，进出的都是气。壮医判断一个病人是否已经死亡，主要依据三条：①"巧坞"（头脑）是否还清醒。人死了，"巧坞"就停止活动，再不会清醒和思考了。②"咪心头"（心脏）是否还在跳动。人死了，"咪心头"就会停止跳动。③"馕"（鼻孔）是否还有呼吸，即有无气进出。

人死了，呼吸就会停止，自然不会有气进出了。可见有气无气是生与死的界限和标志。从这个意义上可以说人体生命以气为原，以气为要，以气为用，有了疾病则以气为治。气是壮医临床的重要理论基础之一。

壮医"三气同步"的理论源于壮医对天地的认识，与远古壮族先民对天地起源的看法及当时壮族先民朴素的宇宙观密切相关。壮族先民对天地起源的看法集中反映在壮族民间著名的神话故事《布洛陀》中。《布洛陀》神话称，在远古时候，天地混沌一片，未分阴阳，宇宙间旋转着一团大气，越转越急，转成了一个大圆蛋，大圆蛋有三个蛋黄，后来大圆蛋爆炸开来，其三个蛋黄就分成了三片，其飞向上边的一片就成了天空，其降到下面的一片就成了海洋，其落在中间的一片就成了大地，于是天地分为三界。天地三界必须保持同步平衡，才不会有自然灾祸。再联系到人界，则人与天地三者之间必须保持同步平衡，才不会发生疾病。在壮语中有"人不得逆天地""人必须顺天地"之说。

壮医在对天地和人体生理病理现象认识的基础上，逐渐将天、地、人"三气同步"的思想引入到医学领域，用以阐释自然界天、地、人三部之气与人体内天、地、人三部之气的内涵、相互关系及其运动变化规律，是壮医用以解释人体生理病理现象及指导防治的一种说理工具。壮医关于"三气同步"的概念最早由广西名老壮医覃保霖先生在《壮医学术体系综论》一文中提出，广西民族医药研究所科研人员通过对河池、柳州、南宁、百色地区（均为壮族聚居地区）民间壮医的实地调查也证实确有此说。

著名壮医专家黄汉儒教授对三气同步的理论进行了系统的阐发。这个学说认为人与自然的关系从外环境而言，人、天、地是同步运行的；从内环境而言，人体内部上、中、下三部，亦即天、人、地三部，须保持协调平衡，人体才健康无病，亦即三气同步，脏腑气血也是协调同步、气血交融、阴阳两济的。天气异变，地气溷秽，病原疫气干扰正常生理，破坏人体平衡则导致疾病。基于天、地、人三气同步生化运行的概念，形成了壮医的生理病理观，成为壮医诊断治疗的理论依据之一。

3. 壮医"三道""两路"理论雏形 壮医理论认为三气同步主要是通过人体内的谷道、水道和气道及相关的枢纽脏腑的制化协调作用来实现的。三道两路的概念是壮医在长期的生产生活和同疾病顽强做斗争的实践中，经过对人体生理病理现象的仔细观察而逐渐形成和提出的。1995年黄汉儒在《壮医基础理论初探》中阐述和论证了壮医的"三气同步""三道""两路""毒虚致病"等理论。2010年，黄瑾明主编的《中国壮医针灸学》的出版，标志着壮医基础理论与壮医特色疗法的正式结合，在壮医药发展史上具有里程碑意义。三道两路是人体内五条极为重要的通道，三道指谷道、水道、气道，是三条直接与大自然相通的通道；两路指龙路、火路，是两条内封闭的通道。

壮族是我国最早种植水稻的民族之一，知道五谷禀天地之气以生长，赖天地之气以收藏，得天地之气以滋养人体，其进入人体得以消化吸收之通道称为"谷道"。水为生命之源，人体有水道进水出水，因此人体水液进出的通道称为"水道"。"气道"是人体之气与大自然之气相互交换的通道，进出于口鼻，其交换枢纽的脏腑为肺。

龙路与火路是壮医对人体内虽未直接与大自然相通，但却是维持人体生机和反映疾病动态的两条极为重要的内封闭通路的命名。科研人员从对广西大新县著名女壮医陆爱莲等人的调查访问中了解到，这一带的壮族民间医生大都推崇这一传统理论。壮族传统认为龙是制水的，龙路在人体内即是血液的通道。火为触发之物，其性迅速（"火速"之谓），感之灼热。壮医认为火路在人体内为传感之道，中枢在"巧坞"。

谷道、水道、气道、火路、龙路共同沟通人体上下左右内外，接连人体天部（上部）、人部（中部）、地部（下部），把人体联结成一个有机的整体，共同调节人体气血的化生、运行，水液的输布和排泄。人体"嘘"（气）、"勒"（血）、精、津等营养物质在谷道、水道、气道内化生，进而进入龙路、火路，循环流通于全身，使脏腑骨肉、组织官窍等得到滋润和濡养，使人体内天、地、人三部之气同步运行，协调发展。

二、对病因病机的认识

壮族地区位于亚热带，山林茂盛，气候湿热，动植物腐败产生瘴毒，而且野生有毒的动植物和其他毒物也很多，如毒草、毒树、毒虫、毒蛇、毒水、毒矿，等等。无怪乎唐·陈藏器在《本草拾遗》中称："岭南多毒物，亦多解物，岂天资乎？"无数中毒致病甚至死亡的实例和教训，使壮族先民们对毒有着特别直接和深刻的感受，并总结了丰富多彩的解救治疗方法。据文献记载和实地调查，壮医认识和使用的毒药和解毒药在百种以上。邪毒、毒物进入人体后是否发病，取决于人体对毒的抵抗力和自身解毒功能的强弱，亦即取决于人体内正气的强弱。中毒后邪毒阻滞通道或损耗正气至虚极衰竭，都会导致死亡。

隋·巢元方《诸病源候论》记载了岭南俚人（壮族先民）使用的五种毒药——不强药、蓝药、焦铜药、金药、菌药；晋·葛洪《肘后备急方》也记载了岭南俚人防治沙虱毒、瘴毒、箭毒、蛇毒的经验方。特别值得一提的是唐·陈藏器《本草拾遗》收载了两种壮族地区著名的解毒药——陈家白药和甘家白药。这些记载都可佐证壮族先民对因毒致病及其治疗解救方法的高度重视，并积累了相当丰富的经验，有可能提高到一定程度的理性认识，在这个基础上形成壮医的病因论——毒虚论。

壮医认为，所谓毒，是以对人体是否构成伤害以及伤害致病的程度为依据和标志的。有的毒性猛烈，有的则是缓慢起毒性作用；有的为有形之毒，有的为无形之毒；有的损伤皮肉，有的则伤害脏腑和体内重要通道。毒之所以致病，一是因为毒性本身与人体正气势不两立，正气可以祛邪毒，邪毒也可损伤正气，两者争斗，正不胜邪则影响三气同步而致病；二是某些邪毒在人体内阻滞"三道""两路"，使三气不能同步而致病。因各种毒的性质不同，侵犯的主要部位有别，作用的机制各异，以及人体对毒的抗争程度不同，在临床上表现出各种不同的典型症状和体征，成为壮医诊断和鉴别诊断的重要依据。

虚即正气虚，或气血虚。宋代周去非的《岭外代答》载："盖天气郁蒸，阳气宣泄，冬不闭藏，草木水泉皆禀恶气，人生其间，日受其毒，元气不固，发为瘴疾。"《镇安府志》也说："天保县山深箐密，气候多乖……居此者多中虚，四时均易感冒，或晴雨偶衍即病疫流行。"这些文献记载清楚地表明，壮医已认识到居住在岭南的人们由于地理、气候、饮食等因素，身体多中虚，因此多易感受毒邪而导致疾病的生成。

虚既是致病的原因，同时也是病态的反映。作为致病的两大因素之一，虚本身可以表现出软弱无力、神色疲惫、形体消瘦、声低息微等临床症状，甚至衰竭死亡。而且因为虚，体内的运化能力和防卫能力相应减弱，特别容易招致外界邪毒的侵袭，出现毒虚并存的复杂临床症状。对于虚的原因，壮医归结为两个方面：一是先天禀赋不足，父母羸弱，孕期营养不良或早产等；二是后天过度劳作，或与邪毒抗争，气血消耗过度而得不到应有的补充，或人体本身运化失常，摄入不足而致虚。

总之，毒和虚可使人体失去常度而表现为病态。如果这种病态得到适当的治疗，或人体的自我防卫、自我修复能力能够战胜邪毒，则人体常度逐步恢复而疾病趋于好转痊愈；否则终因三气不能同步，导致人体气脱、气竭而死亡。

三、对诊断的认识

（一）诊断原则

壮族人民在不断与疾病做斗争的过程中，总结发明了许多行之有效的用以诊察疾病的病因、病机、病位、病性或推断预后的多种技法，包括目诊、问诊、望诊、脉诊、腹诊、甲诊、指诊、耳诊等。这些方法不仅有十分丰富的内容，而且颇具地方特色和民族特色。壮医使用这些方法对疾病进行诊察是有一定的原则指导、有一定的程序进行的，概括起来主要有以下几个方面：

1. 整体诊察，数诊合参 壮医认为，人体是一个有机的整体，其各个部分是不可分割的。在生理上，人体的"巧""廊""胴"三部（天、人、地三部）与自然界同步运行，制约化生，生生不息。人体谷道、水道、气道畅通，龙路、火路无阻，则"嘘"（气）、"勒"（血）得以运行，脏腑、"夺"（骨）、"诺"（肉）、肢节百骸皆得以涵养，则人体无病。在病理上，若正气不足，痧、瘴、蛊、毒等诸毒邪循龙路、火路内侵，水道、谷道、气道不畅，脏腑骨肉失衡或失养，天、人、地三气同步被打破，则百病生。由于谷道、水道、气道的沟通，龙路、火路网络的相连，内部脏腑、"巧坞"病变可反映于体表，即"有诸内者必形诸外"，体表病变亦可影响内脏，故壮医在诊断疾病时注重的第一个原则就是整体诊察，强调医者对患者的检查应详尽，多从整体考虑，尽可能多地收集病变征象，为正确诊断提供足够依据。

壮医除重视整体诊察外，还强调数诊合参，不可偏废。壮医的每一种诊法都各有自身特点和最佳适用指征。如"勒答"（眼睛）之状况，须望而知之；病者是否有"巧坞乱"导致的言语错乱，须闻（听）而知之；谷道、水道废物之气味如何，须闻而知之；病者是否有疼痛，所苦何在，须问而知之；龙路、火路"嘘"（气）之多少，"勒"（血）之充盈与否，须按而知之。故有经验的老壮医往往掌握多种诊断手段，在临床上合参运用，得心应手。

2. 全面诊查，突出重点 全面诊查、突出重点有两方面的含义。第一层含义是在全面诊查病者"巧"（天）、"廊"（人）、"胴"（地）各部位的基础上，重点诊查与病变密切相关的部位。如"咪叠"（肝）之病变，应重点观察"勒答"（眼睛）有无发黄，右上腹有无压痛、肿块等；"花肠"病变应重点检查中、下腹，看有无肿物、压痛等。另一层含义是在数诊合参的基础上，根据不同疾病的特点，重点采用某一诊法。总之，全面诊查，突出重点，是壮医诊断疾病的一个重要原则。

3. 循序诊查，综合判断 壮医诊断的最终目的是为临床治疗提供依据。壮医诊断十分强调按一定的程序有步骤地进行。一般而言，有经验的老壮医都首先从患者主诉及问诊所得资料来确定主要症状和典型症状，在此基础上判断该病属虚还是属毒。若属虚，则明辨是阴虚还是阳虚，或是"嘘"（气）虚还是"勒"（血）虚；若病属毒，则进一步判明毒邪的种类和性质，作出病名和病性的诊断。第二步是在目诊、闻诊、脉诊、腹诊、指诊、按诊等多种诊法所得资料的基础上全面分析，做出病机和病位的判断。第三步是综合患者的全身情况，判别其属阴证还是阳证，对疾病做出轻重预后诊断。

（二）诊断的主要技法

1. 望诊　望诊是医生通过眼睛对病人的全身情况和局部状况进行系统全面的观察，以推测病变，找出诊断依据的一种诊法。

壮医望诊包括全身望诊和局部望诊两个方面。全身望诊主要望发育、营养、面容、体位、步态、姿势、意识等全身情况。局部望诊主要望各部位的改变，如皮肤颜色，皮疹情况，舌质、舌苔变化，肿块大小、部位，伤口长、宽、部位，以及头、颈、胸、腹、四肢和分泌物、排泄物等情况。

壮医望诊包括望神、望面、望耳、望鼻、望口唇、望咽喉、望皮肤、望谷道和气道及水道排泄物。在望诊中尤其重视面部望诊，壮医通过观察患者面部的颜色、光泽来判断患者气血阴阳的盛衰、病情的轻重及预后的转归。如患者额部及印堂部位出现暗黑色或灰色无华者，多提示体内有"阴疮"；暗黑灰色自上而下延伸，提示"阴疮"由轻转重；若暗黑色延伸至两颧后，多提示不可治。

壮医望诊法主要通过观察外部颜色与色泽的变化、形态的变化、分泌物的情况来诊断疾病。望诊时要注意在充足的自然光下进行。

2. 目诊　壮语称眼睛为"勒答"。壮医对眼睛极为重视，认为"勒答"是天地赋予人体的窗口，是光明的使者，是天、地、人三气的精华所在，人体脏腑之精皆上注于目，所以眼睛能包含一切、洞察一切，也能反映百病。"勒答"长在"巧坞"上，直接受"巧坞"指挥，因此壮医在疾病诊断上把目诊提到十分重要的位置。目诊可以确诊疾病，可以推测预后，可以判断死亡。凡人体内部脏腑、"嘘"（气）、"勒"（血）、谷道、气道、水道、龙路、火路、"巧坞"功能状况等，都可以通过目诊而获得相对准确的信息。

壮医目诊的要义是：医者的眼睛可以洞察百病，患者的眼睛可以反映百病。两者配合，就可以诊断疾病。

老一代壮医主要是通过肉眼观察病者"勒答"的神采、色泽、灵敏度、是否干涩、视力及脉络走向、颜色、分布等来诊断疾病。以后历代有所总结、发展和提高，并受兽医相牛马之目以诊畜病的启发，形成了现代比较规范的一套壮医目诊法。广西民族医药研究所已故壮医目诊专家黄老五副主任医师，在继承前辈目诊经验的基础上，经多年临床实践，并借助现代放大镜技术，把壮医目诊水平提高了一步。在数倍放大镜下，他可以通过观察"勒答"色泽、形态、脉络的细微变化来诊断疾病。初步的研究结果表明，人体不同器官、不同组织、不同的病变部位，都可以在白睛（巩膜）上找到特定的信号反映区；同一器官、组织的不同疾病，在反映区上亦可有不同的变异信号。黄老五副主任医师把他目诊的规律总结为：着色深浅判新久，弯曲频率别轻重，脉络混浊有湿毒，脉络散乱为风毒，脉络近瞳属于火，脉络靠边属于寒，黑斑属瘀蓝为虫。

壮医目诊法简便实用，能早期预测疾病，尤其是某些癥积（癌症）。据报道，壮医目诊可测知肿块的个数、扩散范围，甚至肿块的物理形象。从广西民族医药研究所门诊的一些病例来看，部分运用壮医目诊法发现癌症阳性信号的患者，后经 CT 扫描、组织切片，大都得到了证实。壮医目诊具有较高的应用推广价值。国家中医药管理局和广西区卫生厅已将壮医目诊列为

NOTE

重点科研课题之一，以期用现代科学技术手段阐明壮医目诊的原理，并进一步提高诊断水平。这些项目正在实施之中。

3. 甲诊 壮医认为人体气血网络以指甲部位最为密集，手部网络是与躯肢百节、脏腑气血密切联系的。凡人体脏腑虚实，气血盛衰，邪正进退等，均能引起甲象变化，所以壮医对各种错综复杂的病证都要症状与甲象合参。遇到疑难杂症，在甲症合参时，有的要舍症从甲；在甲脉合参时，必要时还要舍脉从甲。

甲诊是根据爪甲的形状、质地、色泽、动态变化等来辨别疾病所在的脏腑区域、寒热虚实和正邪盛衰等情况的一种诊断方法。一般诊视两手指甲并互相对比，必要时亦可诊察两足趾甲。壮医的甲象辨证要点有 28 种，除本色甲为正常甲象外，其他每一种甲象都各有所主，提示一种或多种病症的存在及轻重缓急情况，在临床上有一定的诊断参考价值。

4. 指诊 指诊主要通过观察手各指之颜色、质地、形状、运动状态等来推断疾病。壮医认为，手指亦为人体的缩影之一，正之盛衰，毒之轻重，三道两路的功能状态，皆能从手指反映出来，故根据手指部位的异常征象可以诊断疾病。壮医根据各指部位配属脏腑的不同色泽、形态等，作为脏腑气血生理病理变化的诊断依据，可探知人体脏腑不同的病理反映和寒热虚实。

5. 耳诊 壮医认为，耳朵与人体各部存在一种生理的内在联系，在病理上表现出一定的反应规律。当人体有病时，耳朵相应部位就会出现变色、突起、凹陷、水肿、充血、敏感点、缺损等征象。因此，诊病时诊察耳朵对于疾病的诊断有一定的参考价值。

耳诊分为耳尖诊断法和耳廓诊断法。壮医耳诊的要点是：据颜色判毒之性质，依形态别正之盛衰。

6. 腹诊 腹诊是通过观察胸腹部形状、动态，如有无隆起或凹陷、腹部皮肤颜色有无异常、腹部脉络有无怒张、能否看到腹内谷道器官蠕动的波形等，并配合按压腹部质地等手段获取临床资料，以协助诊断疾病的一种方法。

腹诊中有一种叫农氏腹诊，主要是通过检查脐部和腹部的血脉跳动情况来诊断疾病。它不需要用力按压腹部，只轻轻触诊即可，对胎儿无损伤，不用听诊也可粗知胎儿的发育情况，故特适用于妇科的经、带、胎、产等方面的病证诊断。

壮医认为人最初形成是通过"花肠"（指子宫，位于腹部）、脐带吸取营养的，因此腹部是气血的会集点，其正常与否影响到人体生理功能。全身的病理变化可在脐及脐周血脉上反映出来，故检查脐及脐周血脉变化可知病情的轻重、病位的深浅、疾病的性质和病程的长短。

农氏腹诊法为老壮医农秀香的祖传经验，对于其原理、临床确诊率、应用推广价值等，尚待进一步研究和验证。

7. 脉诊 壮医的脉诊法是通过按脉以诊察疾病的一种方法，是经过长期的医疗实践而逐步发展形成的，它独具特色，且具有实用价值，广泛被壮医所应用。

壮医脉诊法多种多样，各述其说，常用的有五种——三指四肢脉诊法、单指脉诊法、六指同步按诊法、三指定位法、中医脉诊法。而无论何种脉诊法，皆以脉和缓有力、不急不慢、往来流利、节律均匀为正常脉。

8. 探病诊法 壮医探病诊法是在疾病错综复杂，一时难以做出明确诊断，或病者"巧坞"已乱，昏不知人，无法询之的情况下，所采用的一些特殊诊断方法，类似于西医学的诊断性治疗。壮医常用的探病诊法有：

（1）痧病探病法：若患者体表见红色或紫红色痧点，或于肘窝、腘窝、舌下见蓝色痧筋，或于患者胸背、上臂等部位刮出痕如蛇状隆起，或病者伴全身不适而疑为痧病欲明确诊断时，可试用痧病探病法，包括野芋头探病法、生黄豆探病法、生烟油探病法、石灰水探病法等。

（2）跌打探病法：若病者因跌打内伤，昏不知人，外表未见伤痕而又无人知晓其如何跌伤时，在给予必要的检查及救护措施时，用酸橙叶适量捣烂后擦患者全身，可使受伤部位显出瘀斑来探察是否受伤。

（3）预后探病法：壮医推测疾病的预后常用剪刀剪下病者的一把头发，并将之投掷于地，若头发成团，聚而不散者，预后尚好；若头发散乱而不聚者，则预后较差，多为不治之症。现代壮医的预后探病经验是刺患者中指尖取血数滴，医者肉眼观察并以手指擦拭，色红活而质黏稠者预后较好，色淡或暗黑而黏性差者预后不良。

（4）表里反应诊法：是按压患者体表的龙路、火路网络上的某些特定穴位，再从这些穴位的变化与反应来推断内部脏器的某些病变的方法。如压食背穴（位于手背食指掌指关节的中点）有胀痛者，提示有妇科疾病；太渊、经渠压痛，提示"咪钵"有疾；太冲、中封压痛，提示"咪叠"有疾，等等。

此外，壮医还使用闻诊、问诊、舌诊、按诊等来诊察疾病。

总的来看，壮医诊断方法主要包括望、询、问、按四大类，它是运用壮医理论和实践经验在临床上识别疾病、推断病情的一种重要技法。重视目诊、甲诊等是壮医重要的诊断特色。壮医诊断技法由于具有简单、独特、快捷、实用的特点，在壮族地区广泛流传使用。在进行疾病诊断时，应遵循壮医诊断的一般原则和程序，既要全面详尽，又要突出重点，才能对疾病做出正确的诊断。

四、对治疗原则和治疗方法的认识

（一）治疗原则

壮医的治疗原则是根据壮医对人体生理病理和病因病机的认识而提出来的，并有效地指导着实践。调气、解毒、补虚是壮医三个主要的治疗原则。

调气，即通过各种具体的治疗方法调节、激发或通畅人体之气，使之正常运行，与天地之气保持三同步。气病在临床上主要表现为疼痛以及其他一些功能障碍性疾病，一般通过针灸、刺血、拔罐或药物调气即可恢复正常。

解毒主要通过药物的解毒和外治的排毒来达到治疗目的。毒病在临床上主要表现为红肿、热痛、溃烂、肿瘤、疮疖、黄疸、出血等急性热证，以及脏腑器官组织器质性病变和功能性改变。解毒主要通过药物的作用来达到治疗目的，有些毒在人体内可以化解，有些需要通过"三道"来清除，毒去则正安气复而痊愈。

以虚为主要临床表现的，多见于慢性病、老年病或邪毒祛除之后的恢复期内，治疗上以补虚为首务。壮医重视食疗和动物药，认为在补虚方面尤其适用。因人为灵物，同气相求，以血肉有情之动物药来补虚最为有效。人应顺其自然，通过食疗来补虚最为常用。山珍野味因生长于大自然和深山老林，得天地日月纯正之气最多，壮医认为其补力更胜一筹。

（二）治疗方法

壮医在长期的临床实践中总结出了许多具有民族特色且行之有效的治疗方法，并积累了大量的单方、复方、秘方、验方。壮医的治疗方法主要分为内治法、外治法和其他疗法。

1. 内治法　内治法既有对症治疗，亦有对因治疗，其特点是以辨病为主、专病专方；用药比较简单，贵在精专，组方一般不超过五味；补虚则多配以血肉有情之品。

壮医内治法是壮医根据基础理论配药组方，煎汤内服以达到治疗目的的一种重要治疗方法。首先应审察病因，确定治法，然后按壮医用药原则选择药物而组成方剂。组方不过数味，甚则单味，而用力较专，取精而用宏。传统方剂有运气、行血、解毒、通结、导滞、摄纳、制约、化生八大类，其中运气、行血、解毒之方最多。运转气机，行血养血，则气血调和，根本自固；解毒则邪去正安，机体康复；通其郁结，导其瘀滞，摄其精华，制约三部，化生精血，皆针对病机适宜施用，以获全功。

在遣方用药上，以辨病论治和对因治疗为主，也讲究辨证论治，作为一般治疗和对症治疗。如对瘴疾，针对瘴毒选用青蒿、槟榔、薏苡仁等药物；对痧病选用救必应、金银花、板蓝根、三叉苦、山芝麻、黄皮果等方药；对瘀病选用田七、桃仁、赤芍、苏木等药物；对疮肿选用大青叶、蒲公英、地丁、七叶莲、两面针等药物，这是对因治疗。在此基础上，针对不同的兼症，结合使用对症治疗的药物，如外感热毒痧症咽痛甚者可加毛冬青、鱼腥草、穿心莲、玉叶金花之类；咳甚加瓜蒌根、十大功劳、百部、穿破石之类。

由于壮医强调辨病为主，因此在治疗上大量使用专病专方。现已收集的数千条壮医药专病专方广泛应用于壮医临床各科，有的确实具有十分显著的疗效。从历史上著名的陈家白药、甘家白药，至现代广泛应用的百年乐、大力神、三金片、鸡骨草丸等成药，都是在验方、秘方的基础上研制而成。

2. 外治法　壮医外治法是通过外部刺激从而达到治疗目的的治疗方法。壮医非常重视外治法，几乎所有的病证都采用外治法，或外治法与内治法配合运用。一般病证单用外治法即可奏效；有些病证虽用内治法，但亦是配合外治法来治疗，很少单独使用内治法。究其缘由，为外治法有解毒、调气的作用。壮族民间常用的外治法主要有：

（1）壮医针法：壮医针法是壮族民间常用的一种治疗方法，是壮医外治法的一个重要组成部分。从考古实物来看，壮医针刺疗法已有几千年的历史。在广西众多的新、旧石器时代遗址中，都发现有很多打制、磨制的可供刺疗用的尖利的石片、石镞、石斧，此即为壮族地区的原始砭石。此外，在广西桂林甑皮岩洞穴遗址、南宁地区贝丘遗址、柳州白莲洞旧石器时代晚期遗址、广西宁明花山和珠山附近的岩洞里，还发现有骨针实物。1985 年冬，考古工作者在广西武鸣县马头乡元龙坡一处西周至春秋古墓中，出土了两枚精致的青铜针；1976 年，考古工作者在广西贵县（今贵港市）罗泊湾汉墓出土有针柄呈绞索状的银针三枚。经考古证明，这些针具皆为壮族先民——古骆越人的针灸用具，由此可见壮医针法历史之久远。

壮医常用的针法有十几种之多，广泛用于壮医临床各科。常用针法有火针疗法、针挑疗法、挑痔疗法、挑痧疗法、挑疳疗法、陶针疗法、麝香针疗法、颅针疗法、跖针疗法、油针疗法、皮肤针（梅花针）疗法、旋乾转坤针法、神针疗法（微型刀针疗法）、耳针疗法、温刮缚扎刺法、刺血疗法。

（2）壮医灸法：壮医灸法是通过烧灼或熏烤体表一定穴位或患处，使局部产生温热或轻度灼痛的刺激，以调节人体天、地、人三气的同步平衡，从而达到防病治病目的的一种方法。壮医灸法具有温经散寒、调节气血（嘘、勒）、消肿止痛、祛风止痒、保健防病等功效，其种类繁多，广泛用于临床各科。

壮医常用的灸治疗法有壮医药线点灸疗法、火功疗法、四方木灸疗法、水火吹灸疗法、灯花灸疗法、鲜花叶透穴疗法、麻黄花穗灸疗法、竹筒灸疗法、艾灸疗法、灼法、艾绒硫黄灸疗法。

（3）其他外治疗法：壮医运用广泛的其他外治疗法还有壮医刮疗法、药刮疗法、药物熏蒸疗法、药物熏洗疗法、佩药疗法、药锤疗法、敷贴疗法、点穴疗法、骨弓刮法、药物竹罐疗法、角法、药垫法、药枕疗法、热熨疗法、滚蛋疗法、浴足疗法、隔离辟秽法、经筋综合疗法、按摩疗法等。

3. 壮医其他疗法 由于壮族地区独特的地理环境和气候条件，以及壮民易于适应环境的特性，使壮民们在千百年的临床实践中，充分发挥他们的聪明才智，习于就地取材，善于发明创造，勤于应用总结，因而产生出了许多除上述内、外治疗法外独特的现仍流行于民间且行之有效的治疗方法。就收集到并已被发掘应用的简介如下：

（1）药酒疗法：是根据不同的疾病，选择适当的药物制成药酒，经内服或外用而起到防病疗疾、健身延年作用的一种疗法。药酒的制法有浸渍法、酿造法、煮法、淬法、淋法等5种，其中浸渍法较常用，该法又分冷浸法和热浸法。冷浸法是将药物切碎或研为粗末后用纱布装，加适量白酒密封共浸5～7天即可；热浸法是将药物碎块或粗末放入罐中，加入适量白酒，隔水或用蒸汽加热至沸，密封7天左右即可使用。壮族民间药酒配方十分丰富，特别擅长炮制颇具特色的动物药酒，如蛇酒，取活毒蛇几条，以针线缝合蛇口，加入白酒密封浸泡至酒色变黄即可使用。常用药酒还有蛤蚧酒、麻雀酒、乌鸡酒、狗鞭酒、公鸡蛋酒、乌猿酒等。

（2）壮医接骨术：壮医接骨术的步骤是整复、固定、敷药、功能锻炼、预防并发症等。在整复前先询问患者如何受伤，检查确定受伤属骨折或脱臼，然后以壮药水（大榕树叶、小榕树叶、苦丁茶、金银花、爬山虎、路边青叶煎煮液）外洗患处（尤适宜于开放性骨折），再进行正骨手术。

（3）食物疗法：是根据季节与病情选择药物、食物、调料配制成食品服食，以达到防病治病、滋补强身目的的一种治疗方法。壮医传统的食疗有直接吃水果、蔬菜、禽兽、水产类食物，或以壮药加工为药粥、药汤、药茶、药糕、药饼、菜肴食用。其进补原则为春升、夏清淡、秋平、冬滋阴，辨病用药，多方交替，变换口味，寓医于食。该法广泛用于内科、外科、妇科、儿科各科疾病的治疗及各种虚证的滋补。

（4）鼻饮法：用一水瓢（以葫芦制成者为佳）盛少许水，加入少许粗盐（生盐）及几滴山姜汁。将一小管插于患者鼻中，再将水瓢中的水缓慢倒入鼻中，以"导水升脑，循脑而下，入喉……既饮必噫气，凉脑快膈，莫若此也"。此为壮医用于抵御瘴毒和防暑降温的一种治疗方法。

第三节 药物知识的积累和方剂的运用

自古以来，壮族地区就出产了大量的药物。春秋战国时期的《山海经》记载的动物药、植物药及矿物药包含有壮药，如祝馀、白咎（按壮语音义分别译为今之桂茶、紫苏）。《逸周书·王会解》有壮族地区用珠玑、玳瑁、象齿、文犀、翠羽、菌鹤、短狗等名贵药物作为贡品进贡朝廷的记载。有些壮药因疗效确切而被传入中原为汉人所用，成为今日的中草药。在《神农本草经》中记载的125味"下药"中，壮族地区大多有出产，如菌桂、牡桂、薏苡仁、丹砂、钟乳石等。最早的国家药典《新修本草》也收载了不少壮药。稍其后的《本草拾遗》收载了著名的壮医解毒药——陈家白药和甘家白药，毒药和解毒药的广泛应用是壮医的重要诊疗特色和突出贡献。明代《本草纲目》收载的岭南地区的植物药、动物药、矿物药中大部分成了中医的常用药，并且沿用至今。

至今有许多名贵和常用的中药来源于壮药，如田七、薏苡仁、蛤蚧、罗汉果、金银花、铁冬青等。就田七而言，它是世人皆知的著名中药，可活血化瘀，应用广泛。但它首先是一味著名的壮药，此药无论过去和现在都主产于壮族聚居的广西百色地区和云南文山壮族苗族自治州。据资料记载，田七又名三七，因主产于广西壮族聚居的田阳、田东、那坡、德保、靖西一带，且昔日商贾对其交易多集中于田州一带，故名田七。明代以前，中原医家尚不知道田七为何物，而壮族人民却早已使用它，并积累了丰富的临床经验。《本草纲目》称田七："生广西南丹诸州番峒深山中""此药近时始出，南人军中用为金疮要药，云有奇功。"又云："凡杖仆损伤，瘀血淋漓者，随即嚼烂，罨之即止，青肿者即消散。若受杖时先用一二钱，则血不冲心，杖后尤宜服之，产后服亦良。大抵此药，气温，味甘微苦，乃阳明、厥阴血分之药，故能治一切血病。"说明田七治疗内外损伤、瘀血停留等病症，乃壮族人民最早发现及应用，其功是不可泯灭的。现代研究证实，田七内含皂苷等有效成分，具有人参的治疗作用而避免了人参的副作用。国外研究声称三七具有抗癌作用。目前，国内外对田七的开发研究方兴未艾，从田七牙膏、田七花茶到云南白药，以及多种心血管病防治药品，都以田七为主要原料或重要成分，产值数以亿计。

除了历代本草著作对壮药有所记载外，广西史籍也载有壮族地区出产的药物及壮医用药经验。清代广西和云南地方志记载的药物证实，壮医对药物形态、产地、生长环境、功效、性味、采集、加工及分类已有了比较全面的认识，并将其广泛地应用，特别是对毒蛇咬伤、跌打损伤、风湿骨痛、中毒、痧症、瘴气、风、蛊、杂病等疾病的治疗用药，壮医已积累了丰富的经验。壮医还善于使用动物药及矿物药，善于炮制药酒、烹制药膳。壮医用药多为专病专方、专病专药，且简便廉验，就地取材，或自种或自采，并自己加工炮制，因此掌握了较为全面的药物学知识。

根据中国历代本草以及各种杂记、地方志的记载，到1949年以前，壮族及其先民使用的药物从功效来分，有祛风寒药、疏风热药、解瘟药、温寒药、祛湿药、化浊药、利尿逐水药、化痰止咳药、止喘药、清热泻火药、清热解毒药、清血热药、解暑药、清虚热药、清肝明目药、止泻药、理气药、止呕药、活血散瘀药、止血药、解毒药、补阴药、补阳药、健脾药、补肺药、固肾药、补血药、止汗药、安神药、开窍药、驱虫药、治疟药、妇科调经药、通经药、下乳药、消肿止痛药、解毒排脓药、祛腐生肌药、治癣药、治痔疮药、外用药等。

一、药物知识的积累

（一）早期农业、渔猎对壮医药的促进作用

壮族地区早期农业的特点是稻作为本。考古研究表明，世居珠江上游的西瓯、骆越人的先

民是目前世界上发现的最早进行人工栽培水稻的人，岭南越人是世界上最早栽培稻的民族。原始农业的发展，使壮族先民在农作物栽培的过程中，有条件对更多的植物进行长期细致的观察和进一步的尝试，使部分野生植物药由野生变为人工栽培，对壮医药的发展和壮医药知识的积累起到了积极的促进作用。

1. 谷物类　古代壮族地区粮食作物的构成，最早是块根、块茎作物的种植，其次是水稻主食地位的形成，最后是稻谷、玉米、麦等主粮构成的新组合。稻、芋、大豆、粟在广西汉墓中均有出土。稻、麦、玉米、番薯、粟、山薯、木薯、芋、大豆、饭豆、绿豆、豌豆、蚕豆、扁豆、荷兰豆、刀鞘豆等不仅是古代壮族人民充饥之食，而且作为健脾胃、益肾气、延年益寿的食疗壮药，被加工成药粥、药酒、药饭、药糕等药膳食用。如贺州市的黑糯米酿酒"沽于市有名色"，桂平的黑糯米酿成的甜酒具有"补中益气而及肾"之功效，刀鞘豆腌酸具有清暑热的功效。壮族的绿豆粽、昭平豆豉、全州魔芋豆腐、甘薯粉条等历来是备受人们喜爱的药菜。

2. 果类　壮族地区高温多雨，土壤大部分属酸性和中性，适宜热带、亚热带果树的生长。广西贵港市罗泊湾汉墓出土的炭化果实有桃、李、橘、橄榄、梅、人面子等。广西合浦县堂排二号汉墓出土的一个铜锅内，盛满了稻谷和荔枝，荔枝皮和果核都保持完整，这是目前发现最早的荔枝标本。梧州大塘鹤头山东汉墓挖掘时在一个铜碗内见存有28粒板栗坚果，与今桂北的板栗基本相同。东汉杨孚《异物志》记述当时岭南果树的品种有荔枝、龙眼、柑橘、甘蔗、橄榄等，并描述了多种果品的性状和食用价值。西晋嵇含《南方草木状》记述果名17种，其中荔枝、龙眼、柑橘、杨梅、橄榄、五棱子等至今仍是广西栽培的重要果树，且具有药用价值，如记载有"甘蔗疗饥""五棱子以蜜渍制，甘酢而美"。唐代刘恂《岭表录异》记载岭南果树有11种，在内容上比《南方草木状》有不少发展，如记载橄榄"生吃及煮饮解酒毒"，倒捻子"其子外紫内赤，无核，食之甜软，其暖腹，并益肌肉"。南宋范成大《桂海虞衡志》中有"志果"一章，列举了广南西路可食之果57种，应是当地栽培和采食的时果，经他亲自辨识的有荔枝、龙眼、馒头柑、金橘、绵李、石栗、龙荔、木竹子、冬桃、罗望子、人面子、乌榄、方榄、椰子、蕉子、鸡蕉子、芽蕉子、红盐草果、鹦哥舌、八角茴香、余甘子、五棱子、黎朦子、波罗蜜、柚子、橹罟子、槎擦子、地蚕、赤柚子、火炭子、山韶子、山龙眼、部谛子、木赖子、粘子、罗晃子、千岁子、赤枣子、藤韶子、古米子、壳子、藤核子、木连子、罗蒙子、毛栗、特乃子、不纳子、羊矢子、日头子、秋风子、黄皮子、朱圆子、扁桃、粉骨子、塔骨子、布衲子、黄肚子。稍后，周去非所撰的《岭外代答》又增补若干果名，如槟榔、构粟、水瓜子、牛奶子、天麻子、石胡桃、婆婆果、木馒头。可见岭南地区自古以来就是水果之乡，古代壮族人民在长期的生活实践中认识到这些水果的食用和药用价值，广泛将其用作药膳，有直接吃、榨汁饮、腌制吃或配合其他壮药服用，达到防病治病的目的。如橙"能解鱼蟹毒，核炒研冲酒服，可治闪挫腰痛"；黎朦"味极酸，其子榨水和糖饮之，能解暑"；人面子"仁可供茶，佳品也"；枳桔"解酒最验"；槟榔"辟瘴、下气、消食"，等等。

3. 蔬菜类　壮族地区优越的地理条件，自然导致农业生产中蔬菜栽培的早发性。古代壮族地区早就认识到膳食必须包括蔬菜在内了。广西贵港罗泊湾汉墓出土的植物种实中蔬菜有葫芦、广东含笑等。西晋嵇含《南方草木状》记载的蔬菜有蕹菜、茄、芫荽等，这些蔬菜都是自古以来就在壮族地区栽培的原生种。据统计，常吃的蔬菜有大白菜、小白菜、芥菜、油菜、蕹菜、萝卜、莴苣、菠菜、苦荬菜、紫苏、芥蓝菜、茼蒿、苋菜、苦苣、枸杞菜、金针菜、豆芽菜、落葵、千里香、厚皮菜、竹笋、茭白、黄瓜、苦瓜、冬瓜、南瓜、豇豆、葫芦、茄子、木瓜、凉薯、慈姑、莲藕、马蹄、菱角、芹菜、紫苏、韭菜、薤（藠头）、芫荽、木耳、香菇等。蔬菜被古代壮族人民广泛用作食疗壮药，如薤菜汁"能解治葛毒"，菠菜"能解酒毒"，苦荬菜"味苦性寒，可解暑毒，并可治蛊"，紫苏"食之不饥，可以释劳"，枸杞菜"味甘平，食之能清心明目""以之煮，配以猪肝可平肝火"等。

4. 动物类　在氏族社会的末期，壮族地区工具制作技术已有所进步，原始农业和渔猎经济都有了较显著的发展。而渔猎经济的兴起，为壮族先民提供了较多的鱼肉类食物，在实践中壮族先民认识了一些动物药。

壮族地区动物资源十分丰富，林吕何《广西药用动物》一书就收有动物药 125 种。壮族先民长期以来依山傍水而居，养成了喜食动物的习惯，甚至生饮某些动物的血液。如《岭外代答》曰："深广及溪峒人，不问鸟兽蛇虫，无不食之。"壮族民间习惯用动物药来配制扶正补虚的药膳，形成了"扶正补虚，必配用血肉之品"的用药特点。据文献记载统计，古代壮族地区食用和药用的动物有猪、牛、马、鸭、黄羊、嘉鱼、乳虫、竹鱼、珍珠、鲤鱼、盐龙、鹦鹉、鳖、石羊、山羊、金蛇、银蛇、蓝蛇尾、蜈蚣、鸪喙、犀角、鹧鸪、蜂、两头蛇、白花蛇、十二时虫、鸮鸟、蜚蠊、蚂蚁、翡翠、知了虫、香鼠、玳瑁、蛤蚧、山獭、狸、大鲵、麻雀等。壮医认为，凡是虫类的药都能祛风止痛；鱼鳞之品可化瘀通络、软坚消块；介甲之属能滋阴潜阳，安心神而定魂魄；飞禽和走兽虽然有柔刚不同的性能，但都能温养或滋养气血、调理阴阳，为扶正平和之品。例如蛤蚧，岭南俚人的使用经验为"主肺痿上气，咯血、咳嗽，并宜丸散中使"；山瑞"煮食羹味极浓厚，性温补"；大鲵"质粘甚厚，滋阴降火"；山羊"其心血可治仆跌损伤及诸血症，以一分许酒调，饮之神效"；山獭"中箭者，研其骨少许转立消"，山獭阴茎主治"阴虚阳痿，精寒而清者，磨酒少许服。獠人以为补助要药"；玳瑁"主解岭南百药毒，俚人利其血饮，以解诸药毒"。此外，壮族民间历来流传有生饮蛇血治风湿，老鼠滋补之功"一鼠当三鸡"，蚂蚁治风湿，蛤蚧、麻雀、公鸡蛋（公鸡睾丸）滋补壮阳等经验。

5. 调料类　壮医用作药膳的调料主要有姜、酒、盐、醋、葱、蒜、肉桂、芫荽、糖、辣椒、花椒、砂姜、油、酱油等，烹调药膳时加调料可除去鱼肉的腥味，增加药膳的香味，使之更加美味可口，而且这些调料还具有一定的药用价值。例如酒具有通血脉、御寒气、醒脾温中、行药势的功效。服法有日常佐餐、与药同煎或浸药服，外用淋洗、漱口或摩擦。壮族村寨几乎人人会喝酒，家家会酿酒，出街入市必定喝酒，这些酒大多度数不高，少量常饮可延年益寿。壮族地区姜的种类很多，有红姜、紫姜、砂姜、姜黄、蓝姜等。姜可发汗解表，可治疗感冒、解鱼蟹中毒及温胃止呕等，为壮医常用药，而蓝姜乃壮医妇科良药。肉桂，从《山海经》开始有记载，前人记述颇多，广西素有"桂海""八桂"之称。《南方草木状》《岭外代答》等书都对广西肉桂的药用作了记载。肉桂入药，壮医分为牡桂、菌桂、官桂、桂枝、桂心、板桂、桂油、桂茶、桂酒，颇为讲究，常被用来配制药膳，病者服之多有奇效。

6. 本草书籍中的记载及出土文物所见　在壮族先民聚居地出土的汉墓中，发现壮族先民使用的药物 3 种，在此期间成书的本草学著作《神农本草经》《南方草木状》《肘后备急方》等记载有岭南"南人""俚人""彼土人"（壮族先民不同称谓）使用的多种药物，有桂（桂皮、桂枝）、益智子、橄榄、薏苡仁、生姜、龙眼、丹砂、滑石、钟乳石、金银花、花椒、铁冬青

（救必应）、石斛、吉利草、蛊毒、槟榔、山姜、钩吻、蕹菜、甘草、黄藤、马兜铃、白花藤、蓝实、甘蔗根、使君子、常山、箭药、茯苓、青蒿，其中具有代表性的有以下品种：

（1）青蒿：壮族先民用青蒿水煎内服治瘴疾，外用治身痒。《神农本草经》收本品曰："青蒿味苦，寒，无毒，治疥瘙痂痒，恶疮，杀虱，留热在骨节内，明目。"葛洪久住岭南，目睹岭南疟患严重，在《肘后备急方》卷三"治寒热诸疟方第十六"有："又方，青蒿一握，以水二升渍绞取汁，尽服。"宋代周去非在《岭外代答》中言："青蒿治南方疟疾有奇验。"

（2）槟榔：岭南多瘴气，壮族先民吃槟榔以驱瘴、下气、消食，已成酷嗜。晋代的《南方草木状》中载："广交人凡贵胜族客，必先呈此果。"宋代周去非在《岭外代答》中说："广东西路皆食槟榔者，客至不设茶，惟以槟榔为礼，每逢人则黑牙朱唇，询之于人何为酷嗜如此，答曰：辟瘴下气消食。食久，顷刻不可无之，无则口舌无味，气乃秽浊。"明代苏濬的《广西通志》中也载槟榔"土人食之，不离口"。这里说的土人，当包括壮族地区民众。

（3）铁冬青（救必应，又称熊胆木）：1976年贵县（今贵港市）罗泊湾一号汉墓出土的铁冬青，是流行于南宁市的王老吉凉茶的原料之一，主治暑季外感高热。

（4）益智子：壮族先民早在东汉就已经使用了既芳香又具有健脾胃作用的益智子，日常生活中将益智子做成益智粽。晋代的《南方草木状》中载："益智子，出交趾合浦。建安八年（203年）交州刺史张津尝以益智粽饷魏武帝。"合浦古为壮族先民聚居地，《后汉书·南蛮西夷列传》中有"合浦俚蛮皆应之"的记载。

马王堆汉墓出土的《五十二病方》，是中国现存最早的医方，其中记载的药物有比较浓厚的南方色彩。如在治疗牡痔的第一方中说："青蒿者，荆名曰荻；屈者，荆名曰卢茹。"还有厚朴等，都是南方土产药物。《五十二病方》中记载的南方药物当包括有一部分壮族地区药物。

（二）壮药的积累与发展

唐宋以后，壮药学有了较大的发展。在中医本草著作《新修本草》《本草拾遗》《海药本草》《开宝本草》《本草图经》《本草纲目》中，记载有一批壮族先民使用的药物。此外，唐代的一些杂记如《北户录》《岭表录异》《桂海虞衡志》《岭外代答》及其他县志、地方志等，也记载了壮族先民使用的一些药物。

1.《新修本草》记载的壮族地区药物　《新修本草》是唐显庆二年（687年）由苏敬等22人编纂，历时2年完成，由唐政府颁发的药典。它是世界上最早的国家药典，共载药850种（一说844种）。当时唐宫廷曾下诏全国，征询各地药物标本，根据形象加以图绘，其中也收载了部分岭南地区药物，主要有以下品种：

（1）蚺蛇胆："蚺蛇（即南蛇）出桂、广以南高、贺等州。"宋代的《桂海虞衡志》中说："其胆入药。"《名医别录》中言："蚺蛇胆，味甘、苦、寒，有小毒。主治目肿痛，心腹䘌痛，下腹䘌疮。"唐代甄权的《药性本草》中言："度岭南，食蚺蛇，瘴气不侵。"道出了岭南壮族先民食蚺蛇肉辟瘴的作用。

（2）滑石："岭南始安出者，白如凝脂，极软滑。其出掖县（今莱州）者，理粗质青白黑点，惟可为器，不堪入药。"始安郡，三国（吴）置，治所为今广西临桂县。

（3）钓樟根皮："钓樟，生柳州山谷……八月九月采根皮，日干之。"柳州属壮族地区，当时之人已知该药能止血，治金疮。

（4）茯苓："茯苓……今出郁州，彼土人及斫松作之。"说明壮族先民早已会种植茯苓。

（5）桂、牡桂、菌桂："牡桂……一名肉桂，一名桂枝，一名桂心，出融州、柳州、交州甚良。""菌桂，味辛温，无毒，主目疾，养精神，和颜色，为诸药先聘通使……生交趾、桂林山谷岩崖间……立秋采。"从《山海经》开始，历代本草书均有桂的记载，均言以广西出产者为佳，故广西有"桂海""八桂"之称。《新修本草》还介绍了壮族先民采集、加工、使用桂的经验。

（6）蒜："此蒜与胡葱相得，主恶毒、山溪中沙虱水毒，大效，山人、俚獠时用之。"山人、俚獠是对壮族人的古称。壮族先民这一经验被收入了国家药典。

此外，黄芩、瓜馥木、赤石、黄石、白石、黑石脂、钩吻、白花藤、郁金、蓝实、药酱、莎草、苏方木、槟榔、犀角、狼跋子等产自岭南地区的药，也被收入了《新修本草》。

2.《本草拾遗》记载的壮族地区药物　唐代陈藏器看到《新修本草》多有遗漏和纷乱，于是广搜文献，并采集民间用药经验，把遗漏的药物收集起来，著《本草拾遗》一书。其中也记载了不少壮族地区的药物，如以下品种：

（1）陈家白药和甘家白药："陈家白药味苦寒，无毒，主解诸药毒，水研服之，入腹与毒相攻必吐，疑毒未止，更服，亦去心胸烦热，天行温瘴。出苍梧，陈家解药用之，故有陈家之号。蔓及根并似土瓜，紧小者良。""甘家白药，味苦，大寒，有小毒，主解诸药毒，与陈家白药功用相似。人吐毒物，疑不稳，水研服之，未尽又服。此二药性冷，与霍乱下痢相反。出龚州以南甘家，亦因人为号，叶似车前，生阴处，根形如半夏。"苍梧县，隋置，治所在今广西梧州市；龚州，唐置，治所在今广西平南县。陈家白药和甘家白药均是性味甘寒，但前者无毒，后者有小毒，两者均有解毒特效，服之能使毒物吐出而愈，两药为当时著名的解毒药。

（2）玳瑁："玳瑁，寒，无毒，主解岭南百药毒。俚人刺其血饮，以解诸药毒。大如扇，似龟甲，中有文，生岭南海畔，山水间。"这是玳瑁入药的最早记载，也是壮医对中医学的贡献。壮医除了使用玳瑁血生饮解毒外，据《岭表录异》介绍，粤西人畜养玳瑁，佩戴玳瑁以避蛊，还用活玳瑁来测试食物中是否有毒等。

（3）土落草："土落草，味甘，温，无毒。主腹冷疼气疝癖，作煎酒，亦捣绞汁温服。叶细长，生岭南山谷，土人服之，以辟瘴气。"

（4）石药："石药，味苦寒，无毒，主折伤内损瘀血，止烦闷欲死者，酒消服之。南人毒箭中人及深山大蝮伤人，速将病者当项上十字厘之，出血水，药末敷之，并敷伤处。当上下出黄汁数升，则闷解。俚人重之，以竹筒盛，带于腰，以防毒箭。亦主恶疮、热毒痈肿、赤白游风、瘘蚀等疮，并和水敷之。出贺州山内石上。"

（5）疟龟：唐代陈藏器的《本草拾遗》中载："疟龟，主治老疟无时，俚人呼为妖疟。用疟龟烧灰，顿服二钱，当微利，用头弥佳，或发时煮汤坐中，或悬于病人卧处。"

此外，《本草拾遗》还收录了许多产自岭南地区的药物，如鸡肠菜、含春藤、赤翅蜂、独脚蜂、枸橼、无风自动草、草鞋根、黄龙须、骨碎补、麂目、牛白藤、芍药、金钗股等。

3.《海药本草》记载的壮族地区药物　五代李珣的《海药本草》记录有壮族地区药物100多种，如荔枝、零陵香、钗子股、君迁子、蛤蚧、人肝藤等。特别是其中对壮药蛤蚧的记载尤详："蛤蚧，俚人采之割剖，以竹开张，曝干鬻于市。力在尾，尾不全者无效，彼人用疗折伤。近日西路亦出，其状虽小，滋力一般，无毒，主咳嗽，并宜丸散中使。凡用，炙令黄熟后，捣，口含少许，奔走令人不喘者，是其真也。"记录了壮族先民加工蛤蚧及辨别真假的经验。今壮族人民仍沿用唐时的加工方法，将蛤蚧剖腹后以竹片张开晒干。壮族有将蛤蚧泡酒后饮用的习惯，言可补身壮阳。泡酒时要将蛤蚧的眼睛摘掉，以使酒色更为好看，而中原人不明此义，误以为蛤蚧的眼睛有毒。宋时雷敩在其《雷公炮炙论》中就说蛤蚧有毒，"其毒在眼"。

4.《岭表录异》记载的壮族地区药物 《岭表录异》又名《岭南录异》《岭表记》，唐代刘恂著。书中记载了唐代岭南地区的珍奇草木、鱼虫鸟兽和风土人情，还收载了不少壮药以及使用这些药物的经验。如山姜以盐藏曝干，煎汤饮治冷气；圣齑（牛的肠胃中已化草欲结为粪者）调以盐姜酒内服，治过食水牛肉腹胀；鹧鸪解野葛并菌毒；以及山橘子破气，蛤蚧治肺疾，金蛇解毒，槟榔祛瘴疠，倒稔子益肌肉，羊血解野葛毒等。该书虽不是本草学专著，但其收录的部分壮药临床应用经验确实具有一定的参考价值。

5.《桂海虞衡志》《岭外代答》记载的壮族地区药物

（1）山獭：宋代范成大的《桂海虞衡志》中载："出宜州溪峒。俗传为补助要药，峒僚尤贵重，云能解药箭毒。"明代的《本草纲目》中载："山獭阴茎，僚人以为补助要药，其骨解药箭毒。"

（2）风狸：宋代范成大言："状似黄猿，食蜘蛛，昼则拳曲如猬，遇风则飞行空中。其溺（尿）及乳汁主治大风疾，奇效。"明代的《本草纲目》中亦有收载。

（3）石鼠：宋代范成大言："石鼠专食山豆根，宾州人以其腹干之，治咽喉疾，效如神。谓之石鼠肚。"李时珍据此收载于《本草纲目》中，取名鼯鼠。

（4）曼陀罗花：宋代的《岭外代答》中载："广西曼陀罗花遍生原野，大叶白花，结子如茄子而遍生小刺。乃药人草也。盗贼采干而末之，以置酒食，使人醉闷……"可见广西在宋代或宋代以前已用曼陀罗花做麻药了。

6.《本草纲目》记载的壮族地区药物 明代李时珍历时27年，参考800余种文献书籍，著成《本草纲目》，所载1892种药物中有相当部分是岭南地区出产、使用的，如动物药有蚁、蜈蚣、蛤蚧等，植物药有甘草、沙参、紫草、三七等，矿物药有赤铜、滑石等。这标志着岭南地区民族医药在祖国传统医药中的重要作用和明确地位，不仅进一步说明了壮医药的客观存在，而且对中医学的发展做出了贡献。

7. 地方志记载的壮族地区药物 地方志虽然不是专门记录医药学知识的，但其中对地方出产的药物，乃至有关药物用法的记载，也可以从侧面一窥壮医药发展的情况。

明代林富、黄佐编纂的《广西通志》记载了100余味广西盛产的药物。所收药物种类繁多，既有芳香温散的香附、泽兰、蓝香、干姜、高良姜、山椒、艾叶之属，又有收敛固涩的白及、五倍子、乌梅、覆盆子、金樱子之属；既有开通肺气、驱散表邪的桔梗、荆芥、苍耳、香薷、柴胡、半夏、薄荷、贯众之类，又有通利水道、引邪外出的滑石、木通、萆薢、车前、瞿麦之属；既有清热解毒的苦参、地榆、金银花、黄芩、黄柏、山栀子、地骨皮、槐花、青黛、白头翁及峻猛外用的巴豆、商陆、炉甘石之类，又有补中固脏、益寿延年的地黄、首乌、龟甲、沙参、天冬、麦冬、山药、菟丝子、仙灵脾、骨碎补等药。谢君惠修、黄尚贤编纂的《梧州府志》亦收载了50多味药物，所收药物在林富、黄佐所编的《广西通志》中大部分有记载，惟其后所列的羊角扭、断肠草等药皆有大毒，并言以羊血、熊胆可解断肠草之毒，这有待今后的研究进一步验证。

其他如《南宁府志》《柳州府志》《宾州志》等大量的州府县志亦收载了不少药物，反映了当时的壮族人民对壮医壮药的重视。如《南宁府志》[乾隆七年（1742 年）]载："断肠草……中其毒者，用羊血灌之，或以伏卵未生雏者细研和香油灌之，或以粪水及蚺蛇胆灌之，或以狗屎调水灌下，令草吐出亦愈。"以各种物品使中毒者吐出毒物，或服用蛋白及油类物，使之与毒物结合，减少毒素的吸收，并且油类的导泻作用能使毒物更快排出，这是有科学道理的。《广西通志·平乐府》（1865 年）称："蓝蛇出陈家洞，言有大毒，尾能解毒。""九里明，作饮可解热毒。"《镇边县志》（1908 年）载："木棉……能解鸦片、铅粉、砒霜、虫螯、野菌诸毒。"《当州府志》（1874 年）亦说："曼陀罗，人含之则颠闷、软弱，急用水喷面乃解。"可见壮族人民使用解毒药的水平进一步提高。

民国时编修的广西地方志和有关文献收载了以前未记载或较少记载的广西特产、多产药物，如桑螵蛸、虎骨、斑蝥、老虎耳、血见飞、大小罗伞、宽筋藤、土人参、土归身、土牛膝、土白术、土黄连、绵姜、单藤、吊兰、独脚莲、芙蓉花、走马胎、刀伤草、蓝姜、石兰、牛尾草、五爪龙、三爪龙等。

此时期的地方志对于果菜类入药论述尤多。如《临桂县志》（1905 年）记载："罗汉果，大如柿，椭圆，中空，味甜，性寒，治劳嗽。"《镇安府志》（1892 年）曰："羊桃，一名三敛子，一名五敛子……味甘酸，内有小核，能解肉食之毒。有人食猪肉咽喉肿，病欲死仆，饮肉汁亦然，人教取羊桃食之，须臾皆起，又能解蛊毒岚瘴，土人蜜渍盐腌以致远。"《北流县志》（1815 年）记载："西瓜……味甘淡，止渴消暑，疗喉痹症，解酒毒。"《镇边县志》（1908 年）曰："山楂……制糕能消食。"《玉林州志》（1894 年）言黑糯"用浸酒，补血"。《容县志》（1897 年）言安石榴"皮可入药"，橄榄"可解鱼毒"。《新宁县志》指出："生菜，食之却暑。""苦荬，可除虫毒疮疥。""辣椒，味辛辣，消水气，解瘴毒。""苦瓜，味苦，性冷，解水瘴。"可见壮族人民对于食物的温凉补泻已有了较多的认识。由于瓜菜乃日常生活所用，来源充足，对养生保健有重要的意义。这也是壮医"药食同源"特色的体现。

（三）壮乡药市的形成及作用

在桂西壮族聚居的靖西县，流传着一种很有特色的药市习俗。壮族聚居的广西忻城县、贵港市等地也有药市，但其规模则未能与靖西药市相比。

壮乡药市到底起源于何时，现尚未发现比较明确的文献记载。考之《四民月令》《风俗通》《荆楚岁时记》等民俗书，亦仅有端午节折艾、挂蒲、饮雄黄酒之兴起，而未述及药市。靖西县城郊区奎光村 76 岁的老壮医农国学以及该县史志办公室的有关人员均一致认为，药市的历史至少在百年以上，证据是：农国学的师傅——已故名老壮医陆瑞卿等老一辈人，儿时已亲眼见到药市的盛况，从药市形成之初到出现盛况，其间应经过较长的时间，所以说靖西壮乡药市的历史当在百年以上。1899 年归顺（即今靖西县）知州颜嗣徽撰修的《归顺直隶州志》虽无药市的记载，但并不是当时药市尚未形成，而是作者对这种壮医药风俗不以为然，未予收录。曾学连曾在 1983 年 6 月 5 日的《南宁晚报》上以"端午药市"为题，指出靖西药市始于明末清初。

当地民间传说药市是古时候这里一位被人称为"爷奇"的医术高明的老壮医，带领壮族民众大量采集各种民间草药，跟一个在每年农历五月初五喷射毒气散布瘟疾以危害人间的妖怪"都宜"（壮语，即千年蛇精）做斗争并取得胜利后逐渐形成的。传说当然不能作为确证，但它至少能说明药市形成的年代相当久远，说明壮族群众有利用草药同疾病做斗争的传统和习惯。

　　壮乡男女老少通过逛药市，使壮医药知识得以交流和传播，这不仅是一种有关医药的良好民俗，也是壮族的医药史上重要的篇章。至于靖西药市为什么比其他壮乡药市更具规模，更丰富多彩，是与该县得天独厚的自然地理环境，盛产田七、蛤蚧等名贵药材，以及县城新靖镇作为边陲重镇，是各种土特产品的集散地等因素有关。

　　广西中医学院（现广西中医药大学）医史文献室"壮医研究"课题组于 1983 年 11 月及 1984 年 6 月两次对靖西县的壮族民间医药情况进行了实地考察，其中关于靖西壮乡药市的基本情况如下：

　　一是固定在端午节举行。《靖西县志》载："五月五日，家家悬艾虎，持蒲剑，饮雄黄酒，以避疠疫。"当地的习俗认为，端午节的草药根叶肥壮茂盛，药力特别大，疗效特别好。而这一天去逛药市，饱吸百药之气，就可以预防疾病的发生，一年之中少生病或不生病。

　　二是上市的药材品种多。药市这一天，新靖镇街头巷尾、圩亭屋檐下都摆满了中草药，不下五六百摊，药物品种亦在数百种以上，其中有比较贵重的中药材（田七、蛤蚧等），也有大量的常用药物（金银花、薏苡仁），以及采自深山河谷的钻地风、九节风、大风藤、岩黄连、独脚莲、八脚莲、黄花倒水莲，和透骨香、马蹄香、过江龙、千斤拔、川芎苗、黄精苗，等等。对于售不完的中草药，药农晚上或挑回家，或互相馈送，常见易找的品种有些被丢弃路旁，总之都在当天加以处理。

　　三是赶药市的人极多，远远超过一般的圩日。端午节大清早就有人挑药上市。有些家离圩镇较远的壮医药农，在端午节前的两三天就预先把药材运到县城（或附近圩镇），以便端午节时集中摆摊。靠近中越边境的化峒、湖润等乡镇的群众，也大量挑运药材到新靖镇来。八九点钟后，成百上千赶药市的群众成群结队，着节日盛装，陆续提篮拎筐地来了。不仅有城里的男女老少，郊区的农民群众，还有从数百里外特地赶来逛药市和采购药材的外地草医、商业人员等。中午时分，药市达到了高潮，不下万人，热闹非凡。赶药市的群众中有专程来买药的、卖药的、看药的，有来向壮医药农请教医药知识的，有前来找壮医诊病的，也有专为"吸药气"而来的。一直到下午太阳落山，药市才逐渐散场。

　　县医药公司也在药市大量收购有关药材。每逢端午药市，药价一般是比较便宜的，故而人们尽兴争相选购。可以说端午药市既是壮乡中草药的大展销，也是壮族民间医药经验自发性质的大交流，这对壮医药的发展大有益处，对壮药的发掘、使用、交流、发展起到了促进作用。

（四）壮医对动物、植物药的规律性认识

　　1. 对动物药的规律性认识　虫类药祛风止痛镇惊；鱼鳞之品化瘀通络，软坚散结；介甲之属滋阴潜阳，安神定魄；飞禽走兽滋养气血，燮理阴阳。特别是一些山珍野味，因生长于大自然和深山老林，得天地日月纯正之气最多，壮医认为其补力更胜一筹。

　　2. 对植物药的规律性认识　对植物药的形态和功能的认识，壮医亦颇有独到之处。如认为藤木通心者大都有祛风的作用；枝叶带刺者多能消肿；叶里藏浆者可拔毒；圆梗白花者多为寒性药；方梗红花者多为热性药；味苦能清热解毒，味甘能滋补虚弱，辛麻能祛寒定痛，酸涩能收敛涩脓；花黄根黄者能退黄疸，节大之药可驳骨。壮医将这些经验总结并编成歌诀，传授给徒弟和后人。这些歌诀易懂易记，广为流传，如：

南疆气候温，遍地草木丛。

天然壮药库，性味各不同。

有毛能止血，浆液可拔脓。

中空能利水，方茎发散功。

毛刺多消肿，蔓藤关节通。

对枝又对叶，跌打风湿痛。

叶梗都有毛，止血烧伤用。

诸花能发散，凡子沉降宏。

方梗开白花，寒性皆相同。

红花又圆梗，性味多辛温。

寒凉能解热，辛温可祛风。

苦味多寒品，辛散能润容。

苦解热攻下，甘滋补和中。

酸固涩收敛，麻治痈蛇虫。

淡利水祛湿，咸软坚消痞。

多液补养阴，辛热多升浮。

辛味行气血，芳香多止痛。

气味应结合，配伍贵变通。

采药时节选，根薯宜在冬。

茎叶宜夏天，花采寒露中。

果实应初熟，种子老熟用。

壮药谱歌诀，方便临床用。

拜壮医为师，实践能精通。

学习壮医药，要到群众中。

又如：

辛酸苦麻涩咸甘淡，八味药性各专一。

辛行气血能解表，跌打风湿亦散寒。

酸立固涩能收敛，止泻固精疗虚汗。

苦寒祛湿能攻下，治疗实热排便痛。

麻能镇痛散痈疖，并疗蛇伤与顽痰。

涩立收敛能抗菌，止血烧伤又消炎。

咸味化痞散鼠疮，通便泻下可软坚。

甘味和中亦滋补，调和百药能矫味。

淡味祛湿亦利水，镇静除烦且安眠。

二、壮医对毒药与解毒药的认识和使用

　　由于社会、历史、地理环境、风情民俗等原因，使壮民们对毒药和解毒药有较为深刻的认识，对它们的使用也积累了相当丰富的经验。在一些医学、历史、地方志等文献中，如《诸病源候论》《南方草木状》《新修本草》《本草拾遗》《本草图经》《本草纲目》《本草纲目拾遗》《岭表录异》《桂海虞衡志》《岭外代答》《赤雅》《广西通志》等，均有关于壮族先民（岭南俚

人、獠、土人、山人、蛮人等）使用毒药及解毒药的记载，这充分说明了壮医对毒药和解毒药的认识和使用历史悠久，显示了其明显的民族性、地域性和传统性。

从晋代开始出现了岭南俚人使用毒药和解毒药的文献记载。到了唐宋时期，品种大量增加，使用范围进一步扩大，出现了诸多著名的解毒药，如陈家白药、玳瑁血、甘蔗根等，标志着壮族先民使用毒药和解毒药进入了飞跃时期。明清时期，不仅本草书继续收载壮族地区的毒药和解毒药，而且一些地方志，尤其广西地方志亦大量介绍了壮族使用毒药和解毒药的经验，这一时期是发展时期。到了现代，壮医使用毒药和解毒药已达到了相当的水平，善用毒药和解毒药成了壮医药的优势和特点之一，不仅充实了中医学中毒学的内容，而且为保障壮族人民的健康和繁衍做出了巨大贡献。

（一）壮医对毒药和解毒药的认识

根据文献记载得知，早在晋代，岭南俚人就会从有毒植物、动物、矿物中提取毒素制作毒药。如晋代稽含的《南方草木状》中亦有关于岭南人使用毒药和解毒药的记载。晋代葛洪《肘后方》专门列出解岭南俚人毒箭的方药。隋代巢元方《诸病源候论》中记载了壮族先民制造的5种毒药——不强药（尚待考证）、蓝药（用蓝蛇头制成）、焦铜药（用焦铜制成）、金药（用生金制成）、菌药（用毒菌制成）。与此同时，对中毒的诊断也有所认识，其方法为"初得便以灰磨洗好熟银令净，复以水杨枝洗口齿，含此银一宿卧，明旦吐出看之，银黑者是不强药，银青黑者是蓝药，银紫斑者是焦铜药""若定知著药，而四大未羸者，取大戟长三寸许食之，必大吐利。若色青者是焦铜药，色赤者是金药，吐菌子者是菌药"。

到了唐宋时代，壮民对毒药和解毒药的使用已积累了相当丰富的经验，对毒药与解毒药的认识有了飞跃性的发展。如唐代陈藏器《本草拾遗》载："陈家白药……主解诸药毒。"宋代范成大《桂海虞衡志》曰："龙荔……不可生啖，令人发病，或见鬼物。"宋代周去非在《岭外代答》中载："广西蛊毒有二种，有急杀人者，有慢杀人者，急者顷刻死，慢者半年死。"说明在这一时期壮民对毒有急性、慢性之分已有所认识。《岭外代答》又曰："广西妖淫之地，多产恶草。"说明在宋代人们已经认识到广西盛产毒药与当地的地理环境密切相关。

明清时期，壮民对毒药和解毒药的认识向前迈进了一步。如明代张介宾《景岳全书》载："岭南人取毒蛇杀之，以草覆之，以水洒之，数日菌生，取菌为末，酒调以毒人。"又载："两广山谷间有草曰胡蔓草，又名断肠草，或人以急水吞之则急死，以缓水吞之则缓死，今见荆楚之地有曰鼠莽昌者，人食之则毒死，意即有蔓草也。"明代李时珍《本草纲目》记载马兜铃"岭南人用治蛊"，记载黄藤"俚人常服此藤，纵饮食有毒，亦自然不发"。在壮族聚居区的一些地方县志还专门列出毒物、毒草篇，如清代刘以贵《苍梧县志》曰："羊角扭，其叶茎寸而厚，结子如羊角相对，高不过二尺，多生路旁，人食之则死，中有絮，食少头晕，多则杀人。"清代吴九龄《梧州府志·毒物》曰："苦剐、羊角扭、断肠草，食之立死。"又曰："容县又有毒草两种，曰苦蒲药，曰熊胆汁，亦能杀人，比断肠草稍迟。岑溪又有篱根草，土名钱凿，草状，似车前而叶稍尖，根有毒。虫青色，长二寸许，六足无头尾，人误食之立死。"谢启昆《广西通志》有如下记载："野芋，州县俱出。芋种至三年者，人误食之，烦闷而死。""墨荔，出平乐、修仁、荔浦、贺县，皮肉俱黑如墨，味臭如苦辣，有毒不可食，误食之令人心腐肠烂而死""天虎，大倍蜘蛛，遍体生毛，人物被咬立死。"王锦《柳州府志·毒物》曰："蛇，其类甚多毒性。"共记载有两头蛇、蝮蛇、蜈蚣、斑蝥、毒蜂、四脚蛇、鸡冠蛇、报冤蛇、斑鸠、短尾狐、山猫、天蛇等有毒的动物。可见在这一时期壮民对一些植物、动物的毒性已有所认识。

（二）促使壮医善用毒药和解毒药的因素

1. 地理生态环境的影响   壮族聚居于亚热带地区，气候炎热，多雨潮湿，山高林密，草木茂盛，盛产毒药、毒虫、毒蛇、毒矿等。

从大量的文献记载及实地考察得知，壮族聚居区的自然条件适宜有毒的植物生长及有毒的动物繁殖，矿藏也非常丰富。在《南方主要有毒植物》一书中收载的有毒植物，大部分在壮族地区均有分布，仅壮族地区用于治病的毒药就有 99 种之多。

壮族先民们生活在这样一个多毒的环境中，"一日遇七十毒"不足为奇，经常接触这些毒物，极易发生误服中毒或被毒蛇、毒虫咬伤中毒等紧急情况，这就自然而然地促使人们积极地去探索、思考、总结和实践，找出哪些动物、植物、矿物是有毒的，哪些是无毒的，哪些可解毒，解什么毒，中毒后如何抢救，毒药、解毒药如何配制，等等。在长期的生活医疗实践中，壮族先民逐渐认识了毒药和解毒药，并积累了相当丰富的经验。因此，壮族地区多毒的地理生态环境是促使壮医善用毒药和解毒药的客观因素。正如《本草拾遗》所曰："岭南多毒物，亦多解物，岂天资乎？"

2. 中毒是壮族地区的常见病和多发病   由于上述原因，壮族聚居区内"中毒"是常见病和多发病，主要有以下几个方面：

（1）金属毒：古医书称为金石药或金石毒，其中的水银及其制剂（如丹砂，即硫化汞）与雄黄、雌黄（砷的硫化物）等在古代炼丹史上占有重要的地位，并长期用于长生不老之药。历代的统治者及达官显宦为求长生不老，误服汞、砷之剂死者难以计数。古代壮族地区出产的金石药质量较好。《岭外代答》记载的金缠砂及真汞（天然汞）是国内稀有的矿物药。传说汉代张道陵曾来钟山县炼丹，葛洪"为丹砂求为勾漏令"（现广西北流市）。这些记载说明古代壮族地区曾是炼丹地之一，因此必定有金石药中毒的发生，如宋代壮医用甘蔗治疗金石中毒就是一个例子。在宋代，壮族地区的人们也已认识到纯金及纯银无毒，含有杂质者有毒，称为"生金""生银"以示区别，而金银中毒亦时有发生。目前这类中毒常见于工业生产中的职业中毒。

（2）植物毒：药物中毒的发生与毒药出产地有关。在壮乡有毒的植物很多，日常生活中稍有不慎极易发生中毒。常见的植物中毒有钩吻中毒、乌头中毒、曼陀罗中毒、野芋中毒、附子中毒、杏仁中毒、巴豆中毒、商陆中毒、马钱子中毒等。

（3）食物中毒：河豚中毒、毒蕈中毒、木薯中毒在壮乡较常见，特别是木薯中毒的发生率较高，因为木薯是广西的主要农作物之一。

在壮乡，细菌性食物中毒的发生大多因为误食腐败变质的食物而致。此外，"并食毒"的发生也常见到。所谓"并食毒"，是指有些食物不能合食，合食则会中毒。

（4）酒精中毒：壮族有饮酒的嗜好，特别是在高寒山区，有些村寨几乎人人会喝酒，家家会酿酒，出街入市、红白喜事必定喝酒，有歌曰："相逢不酒空归去，洞口桃花也笑人。"因此在壮乡恣饮过度以致中毒时有发生。

（5）毒蛇、毒虫咬伤：由于地理环境的特点，壮族地区毒蛇、毒虫特别多，因此毒虫、毒蛇咬伤是对壮族人民危害较大的外伤病。目前常见的毒虫有蜈蚣、毒蜂，常见的毒蛇有银环蛇、眼镜蛇、金环蛇、竹叶青、眼镜王蛇、白唇竹叶青等。

（6）毒箭：毒箭是古代壮族常用的狩猎和作战武器，当村寨间发生争斗或与外族作战时，常以毒箭为武器，因此，毒箭中毒是古代壮族地区的常见病之一。

（7）瘴毒：瘴毒又称瘴气，是古代壮族地区的常见病。壮族地区素有"瘴乡"之称，正如《桂海虞衡志》所说："瘴，二广惟桂林无之，自是而南，皆瘴乡矣。"壮族地区气候炎热，多雨潮湿，是导致瘴气的主要原因。如《诸病源候论》指出，岭南瘴气的发病是由于"杂毒因暖而生"和"皆由山溪源岭瘴湿毒气故也"；《岭表录异》记载的"瘴母"，是岭南雷雨时节所特有的球形雷爆破后形成的大气污染所致；《岭外代答》指出，昭州（今平乐县）的瘴是由于地产毒药污染水源所致；《桂海虞衡志》也指出，邕州之瘴是水土恶所致。这些记载说明，壮族地区的水土环境与瘴气的发病有密切的关系。壮族先民认为人触及秽浊之气，突然起病，出现腹痛、呕吐、神志昏厥等症状，称为"瘴气"。

（8）蛊毒：古代壮族地区有"蛊毒之乡"的称号，说明蛊为多发病。壮族认为蛊是将许多虫蛇之类置于一个器皿中，任其互相啖食，直到只剩下一虫或蛇，这虫或蛇就叫作"蛊"。人为地将蛊置于食物或其他器物里，使人发生中毒，就叫作"中蛊"，其症状表现为腹痛腹泻、昏迷甚或死亡；或感受蛊毒病邪而致虫毒结聚脏腑、阻滞经络而出现面目青黄、心腹切痛、吐血下血、头痛腹泻等症状。

现在蛊毒已基本绝迹，因而难以考究蛊毒为何物，但从发病症状看是属于中毒的一种。广西地方志、《岭外代答》《桂海虞衡志》《赤雅》等对壮族地区的蛊毒均有记载，相对其他民族来说要多得多，可以说蛊毒是当时壮族地区的一种地方病。

3. 壮族先民的勇于探索和实践精神　毒药的发现和解毒药的应用，是壮族先民在劳动生产和医疗实践中与中毒做斗争而形成的，是与物质生活联系在一起的，是凭借人类的本能而选择必要的物质来医治各种因中毒而产生的疾病。中毒是壮乡的常见病和多发病，严重威胁着人们的生命安全，人们为了生存，必定要积极寻找和这些中毒做斗争的方法。壮族是一个勤劳勇敢而又富于实践精神的民族，有着聪明才智，人们绝不会在毒药、毒蛇和其他中毒威胁的面前坐以待毙，而是在探索和实践中与"毒"做斗争，以求生存。

壮医善用毒药与解毒药的宝贵经验，正是在长期的实践中积累起来的，而且在大量实践的基础上认识到防重于治，积极寻找预防中毒的方法，如用甘草、黄藤来预防食物中毒，用芸香、囊荷预防蛊毒，用钗子股预防各种中毒。如今在壮乡除了专职的壮医外，大部分的群众都掌握一些常用的毒药和解毒药知识，充分显示了壮族民间在防治中毒方面的普遍性，这与壮医药的口耳相传形式以及壮族勇于探索和实践的精神是分不开的。

4. 社会因素

（1）阶级压迫：过去，壮族受封建王朝和土官的双重压迫，历史上壮族人民被无辜杀害的，被驱赶、排挤到深山老林和偏远地带居住的不计其数。由于交通不方便，生活困苦，生了病，发生了中毒，只能求助于土生土长的壮医，使壮医有了大量的实践机会，客观上也促使了壮医积极寻找解毒的药物和方法，日积月累，使壮医在应用毒药和解毒药方面显示了自己的优势。

（2）与当时的法律有关：在古代，壮族地区盛产毒药，壮医善于制造毒药和使用毒药，除了与壮族地区的地理环境有关外，尚与当时的法律未能在壮族地区全面实施有关。

早在唐代和元代，对于买卖毒药，国家都有明确的法律规定，凡是以毒药害人的都要给予严厉的制裁，甚或处以极刑。因此，在中原一带买卖毒药是非法的。但在偏僻的壮乡，由于交通不便，统治阶级鞭长莫及，土司各自为政，这些法令难以生效。《景岳全书》记载的岭南人制作的毒药以及《太平圣惠方》提及的"俚人药毒"等，都充分说明了壮族地区出产的毒药在当时已通过买卖进入了中原。由此可见，不受法律管束也是壮族地区毒药得以流通的一个原因，因而也就促使了壮医善用毒药和解毒药。

5. 其他因素　从民俗学的角度来考察，促使壮医善用毒药和解毒药的原因还与壮族的风俗和饮食习惯有一定的关系。如有毒的动物以及具有解毒作用的动物药的发现就与壮族喜食动物这一饮食习惯有关。

广西的石山面积占全区面积的 1/4，这些石山区是各种动物生存的良好自然环境，动物资源十分丰富。林吕何《广西药用动物》一书就收有动物药 125 种。壮族长期以来依山傍水而居，靠山吃山，靠水吃水，正如《桂海虞衡志》曰："獠，在江溪峒之外，俗谓之山獠，依山林而居，无酋长版籍，蛮之荒忽无常者也。以射生食动物为活，虫豸能蠕者，皆取食。"这种射生的生活必须依靠毒箭，因此促进了壮族寻找毒药来制作毒箭。同时，年长日久，壮族民间也形成了喜吃蛇鼠等各种山禽野兽的习俗，因此很容易在生活中发现哪些动物是有毒的，不能吃；哪些是无毒的，可以吃；哪些可以做药。生饮玳瑁、龟、猪、羊、鹅、鸭血以解毒的经验就是在生活中积累起来的。至今在壮族民间尚有生饮蛇血、鸡血、猪血等动物血液的习俗。此外，酒精中毒的发生与壮族的饮酒嗜好有关；槟榔、圣齑的解毒作用的发现，与壮族喜吃槟榔、圣齑有关。

在壮乡，每年端午节有举办药市的风俗，这实际上是一次自发的民族医药经验交流会。因此，壮医善用毒药与解毒药的经验也通过药市得以相互交流，并得到进一步的提高，同时也促进了壮医对中毒学的深入研究。

（三）壮医使用毒药和解毒药的一般规律

1. 根据长期积累下来的经验指导用药　毒物何以为毒？汉代王充在《论衡·言毒》作了朴素唯物主义的说明："夫毒，太阳之热气也，天下万物含太阳气而生者皆有毒……在虫则为蝮蛇、蜂虿，在草则为巴豆、冶葛。"这可能是毒物的最古朴的含义。毒药在古代的医药书中常指药性的偏颇，认为药物各有偏性，这种偏性就是毒。

壮医在长期实践中认识到毒物的概念是相对的，不是绝对的，没有任何情况下都可以导致中毒的毒物。同一物质在某些条件下可以引起中毒，而在另一条件下却是无毒的。例如食盐少量服食是有益无毒的，但如果大量吃则会引起中毒；箭毒直接进入血液才引起中毒；钩吻和野芋少量内服可以治病，但大量服用则引起中毒死亡。由于壮医在实践中正确认识了毒药，所以敢于应用壮族地区出产的毒药来治病，并逐渐积累了丰富的经验。

2. 按毒药与解毒药的分类用药　壮医根据毒药的不同毒性分为大毒和小毒两大类。临床应用时，根据大毒和小毒的不同将药物分别用于不同的疾病，以及采用不同的服法和用量。如仙茅、白薇、杜仲藤、上莲下柳、山芝麻等属于小毒类，使用时可以内服，用量也可以大些；而红蓖麻、羊角扭、斑蝥虫等有大毒，使用时以外用为主，用量宜小，谨防发生中毒。

对于解毒药，壮医大部分是按其功效进行分类的，即根据其解救中毒的功效分为解箭毒、解药毒、解蛇虫毒、解蛊毒、解食物中毒、解酒毒、解金属毒、解瘴毒，以及解毒范围较大的解诸毒 9 类，临床中根据不同原因的中毒使用相应的解毒药。

3. 辨病为主，辨病与辨证相结合用药　壮医在使用毒药和解毒药时是讲究辨病与辨证的。如在使用解毒药前，首先根据患者的中毒症状来诊断属于什么中毒，然后再辨别这一中毒属于什么性质，依此指导用药。如被蛇咬伤，出现头晕头痛、寒战发热、四肢无力、恶心呕吐、全身肌肉酸痛、瞳孔缩小、肝大、黄疸、脉迟或数，甚至心功能衰竭、呼吸停止等症状，就是蛇毒中毒。如果时间不长、症状较轻，则属初期；如果进一步发展就是中期；若病情深入血分、脏腑，导致阴阳离决，则属晚期。据《壮族民间用药选编》介绍，壮医在治疗吹风蛇咬伤时，初期用无患子 12g，加田基黄 9g、乌桕叶 9g，水煎服。如病情进一步发展，出现伤口溃烂时，用无患子叶加扛板归全草、红乌桕适量水煎外洗。总之，壮医在抢救中毒病例时，大抵使用催吐、导泻、解毒、扶正、对症治疗等，以辨病为主，辨病与辨证相结合用药。

（四）壮医使用毒药和解毒药的法则

1. 单味鲜品外用为多　壮医在使用毒药治病时以单味鲜品外用占的比例较大，这适应了壮族民间的要求，具有简、便、廉、验、安全的优点，因而使用毒药时大多采用此法。具体用法有捣烂外敷、绞汁外擦、煎水外洗、佩药戴药等，主要治疗疮痈肿毒、风湿痹痛、毒蛇咬伤、皮肤病、跌打损伤、骨折、烧伤、牙痛等疾病。例如，用飞机草捣烂调酒擦患处治烧烫伤；用樟叶花椒煎水外洗治乳腺炎初起；白花丹捣烂用布包好，吊挂额上治疗结膜炎等。

2. 严格掌握用量　由于毒药有大毒和小毒之分，病情有深浅、缓急之别，患者体质有强弱，年纪有老少不同等情况，使壮医在使用毒药和解毒药的用量上，根据这些不同情况加以分析和全面考虑。因为药物的用量适当与否直接影响疗效，药量过轻则药力不足，往往贻误病情；药量过大则易发生中毒。所以壮医应用毒药治病时是严格掌握用量的，特别是用大毒之药更是谨慎小心。例如用麻风树树皮捣烂冲开水服治尿路感染，每次用量仅 3～6g；用疣柄魔芋水煎服治小儿惊风，每次用量 9g；乌头、水田七、犁头尖的常用量分别是 1g、6g、3g。而且壮医使用内服毒药时大多从小量开始，把握病情，递增药量，一旦病势减轻就减量或停药，这是十分科学的给药方法。

3. 讲究炮制　有毒药物的炮制主要是减少其毒性，消除其副作用。壮医在使用毒药时是讲究炮制的，如疣柄魔芋、狗爪半夏、天南星、乌头用姜汁制过才使用；通城虎治疗创伤性昏迷与生姜同煎服，以减少毒性；野芋头的炮制是去外皮切片，加食盐共炒焦。乐业县壮医用假洋芋治夹色伤寒时，加糯米 30g、生铁钉 2～3 颗，共炒至米黑为度，然后水煎服。

4. 注意剂型　不同的药性宜入不同剂型，不然就会发生不良反应。壮医在使用毒药时是注意剂型的，有汤剂、酒剂、膏剂等。如乌头、八角枫、野芋、山芝麻、白果、乌桕、天明精入药以汤剂为主；治疗骨折及风湿骨痛的毒药入药以酒剂为主；某些治疗胃脘痛的毒药以散剂冲服为主；治疗鸡眼等皮肤病的毒药以膏剂外敷为好。

5. 合理配伍　壮医在用毒药治病时也注意药物的合理配伍，以发挥药物之间的协同作用及制约药性之偏，以适应复杂的病情，监制药物的毒性，消除副作用，确保用药安全。例如，扶绥县壮医用万年青治疗偏头痛时，加猪瘦肉共炖服；来宾壮医治疗支气管哮喘时，用三十六荡加豆腐共煎服；武鸣壮医使用天南星治疗破伤风时，加半夏、川芎、白芷、白茅根、白糖共煎服。

（五）壮医对毒药和解毒药的使用

1. 毒药　壮族先民很早以前就懂得利用本地出产的毒药制作毒箭，用于狩猎和战争。其所使用的毒药有：

（1）焦铜：晋代张华《博物志》曰："交州夷名曰俚子，俚子弓长数尺，箭长尺余，以焦铜为镝，涂毒药于镝锋，中人即死。""交州俚子"是壮族的先称。隋代巢元方《诸病源候论》也说："毒箭有三种，岭南夷俚用焦铜作箭镞。"

（2）毒蛇草：宋代范成大《桂海虞衡志》曰："药箭，化外诸蛮所用，弩虽小弱，而以毒药濡箭锋，中者立死，药以毒蛇草为之。""化外诸蛮"是旧时统治者贬称政令教化所不及的地方的少数民族，在这里主要是指壮族。

（3）毒虺："虺"是古书上说的一种毒蛇。宋代周去非《岭外代答》曰："溪峒弩箭皆有药，唯南丹为最酷，南丹地方毒虺，其种不一，人乃合集酝酿以成药，以之缚矢，藏之竹筒，矢镞皆重缩。是矢也，度必中而后发，苟中血缕必死。"《桂海虞衡志》曰："庆远、南丹溪峒之民呼为僮。""僮"就是今天所说的"壮"，即壮族。"苟中血缕必死"说明壮族已认识到毒箭致死的原因是毒药必须进入血液，因为箭毒口服是不发生中毒的，就像人们吃被毒箭射死的动物而不中毒一样。

（4）鸩：鸩是一种毒鸟。明代邝露《赤雅》曰："射鸩捕蛇以合百草，练时日，作毒矢，仰射飞走，透肌及骨，百不失一。"而邝露就曾在广西生活过。

（5）鸡母：明代方喻《南宁府志·物产》曰："鸡母，涂箭射禽兽立死。"

壮族在制作毒箭的实践中不断积累经验，并寻找新的毒药，如晋代用来制作毒箭的毒药以焦铜为主，宋代增加了毒蛇草和毒虺，明代又增加了鸩和鸡母，这些都是剧毒药物，中人即死。从其善于制作毒箭的历史事实进行分析，充分说明古代壮族是一个善于使用毒药的民族。

壮族的毒箭在当时是很有名的，引起了医家的高度重视。晋代葛洪《肘后方》和宋代王怀隐《太平圣惠方》均专门列出解岭南俚人毒箭之毒的方药。历代本草书更是收载了许多壮族民间解箭毒的方法，到过壮族地区的一些官吏在其游记中也记述了壮族的毒箭。壮族优秀文化遗产——花山崖壁画也有腰间佩剑的人物画像。至今，壮族民间还流传着黑旗军带领群众使用泡过毒药的"飞箭"抗击法军的故事。清代编撰的广西地方志书中也提到壮族的毒箭。这些都从侧面说明了壮族使用毒药具有悠久的历史。

壮族先民不仅善于使用毒药，而且善于制造毒药。《诸病源候论》记载有岭南俚人制造的5种毒药——不强药（不详何物）。蓝药是用蓝蛇头制成的毒药，宋代沈括《梦溪笔谈》中曾提到邕州进贡蓝药，说明蓝药确实产自壮族地区。焦铜药是用焦铜制成的毒药。金药是用生金制成的毒药，生金产自壮族地区，"生金有大毒，药人至死，生岭南夷獠洞穴山中"。菌药是用毒菌制成的毒药，其制作过程为"取毒蛇杀之，以草覆蛇，汲水洒草，数日菌生，采取为末，入酒毒人"，或"南夷以胡蔓草毒人至死，悬尸于树，汁滴地上，生菌子收之，名菌药，毒人至烈"。由于当时岭南俚人制造的5种毒药传入中原，并对人们产生了危害，因此《肘后方》和《太平圣惠方》专门列出了解岭南俚人毒药的诸方。

《岭外代答》详细记载了壮族民间烧炼水银的方法："邑人炼丹砂为水银，以铁为上釜、下釜，上釜盛砂，隔以细眼铁板，下釜盛水埋诸地，合二釜之口于地面封固之，灼以炽火，丹砂得水化为霏雾，得水配合转而下坠，遂成水银。"这种符合科学原理的密封蒸馏法，在自然科学史上也是较早的记载。

我国至少在春秋战国时期已有毒药用于医疗的明确记载："当今之世，必齐毒药攻其中，鑱石碱艾治其外也。"《神农本草经》中已记载了许多毒药。到了唐代，用于医疗的毒药已达120多种，这些毒药在壮族地区大多有分布，如水银、雄黄、钩吻、乌头、巴豆、杏仁、斑蝥等。壮族早就知道使用本地生长的某些毒药来治疗疾病，如唐代陈藏器《本草拾遗》记载了壮族先民在当时用菌药烧灰治疥疮、用鸠喙解蛇毒、用蜈蚣治风毒和热毒等经验。宋代，壮族民间使用有毒的曼陀罗花治疗小儿疳积，这一经验被周去非收入了《岭外代答》中。广西桂林的铅粉，临贺（今贺州）的锡矿、水银、丹砂、钟乳石、土硫黄在唐宋时期属国内的优质矿物药。此外，本地人用黄药子治瘿疾、用丁公藤治风疾、用罗裙带治跌打损伤和骨折等经验，以及毒药蓖麻、巴豆、羊踯躅、半夏、山豆根、皂角、薯莨等均被当地明清时代的县志或府志收入地方物产中。还记载了用毒蛇制造药酒用于治病，如明代景泰元年（1450年）陈班《桂林郡志》记载："蛇酒，出藤县，土人尝以蛇置酒内同烧，味极香酽，能去风湿。"

由于得天独厚的自然条件，壮族地区的毒药较多，在长期同疾病做斗争的实践中，壮医积累了丰富的使用毒药的宝贵经验，从上述记载可以窥见其丰富经验之一斑。

2. 解毒药　壮族人民不仅善于制作毒药，而且对于中毒的治疗也有自己的一套方法。根据中毒物的不同，所使用的解毒药物也不同。据记载壮族所使用的解毒药物的种类主要有：

（1）解箭毒类：有甘蔗、石药、猪腰子、鹅抱、蠵龟血、狗獾骨等。如壮族早在宋代就知道"甘能和毒"。据《岭外代答》记载，在打仗时，南丹土人总是随身携带一节甘蔗，一旦被毒箭射中，立即吃甘蔗能缓毒箭的毒性发作。对于这一独特的经验，周去非赞扬说："唯其土人自有解药。""土人"正是指包括壮族在内的广西土著民族。现在壮族民间还经常使用大量煎饮糖水的方法来解救各种中毒，这说明了宋代壮医用甘蔗解箭毒的经验对后世的影响。

（2）解药毒类

①解钩吻中毒类：钩吻在壮族地区分布普遍，日常生活中稍不注意极易误服，而且有的人还用钩吻来毒人或自杀。如《岭外代答》云："愚民私怨，茹以自毙。"因此，壮族地区时有钩吻中毒情况的发生。

解救钩吻中毒，流传于民间的方法很多，用蕹菜汁解救是最早的记载。蕹菜是岭南一种常吃的蔬菜，当地人用来解钩吻中毒。从唐代开始，壮族先民就使用催吐法及猪、羊、鹅、鸭血解救钩吻中毒。如唐代刘恂《岭表录异》曰："野葛，毒草也，俗呼胡蔓草，误食之，则用羊血浆解之。"广西一些清代县志还记载有解救钩吻中毒的许多方法，如用松毛煮汁，粪水、红薯叶加黄糖，猪油、蛇胆、熊胆、垂鞭草捣烂取汁，糯米水等灌服催吐，这些方法至今壮族民间仍在应用。

②陈家白药、甘家白药：陈家白药和甘家白药均性味苦寒，但前者无毒，后者有小毒，两者均具有主解诸药毒的功效。《本草拾遗》在介绍金蛇和伏鸡子根时指出，这两种药的解毒之功与陈家白药同，可见陈家白药在当时是著名的解毒药。《岭表录异》云："陈家白药善解毒，诸药皆不及之，救人甚多……文府每岁土贡，按此药当时充贡，今无复有或有之，古今名谓不同耳。"

（3）解蛇虫毒类：有蓝蛇尾、鬼臼、续随子、苦荬菜、冷石等。如《本草拾遗》记载，蓝蛇出产于苍梧县。《梦溪笔谈》曰蓝蛇在邕州有分布。这两本书记载了当地人认识到蓝蛇头有毒，用来制造蓝药，但蓝蛇的尾却可用来解蓝蛇头毒。

（4）解蛊毒类：有吉利草、菱香草、蘘荷、芸香、陈家白药等。晋代嵇含《南方草木状》云："吉利草，其茎如金钗股，形类石斛，根类芍药，交广俚俗多畜蛊毒，唯此草能解之，极

NOTE

验。吴黄武中，江夏李侯以罪涉合浦，始入境，遇毒，其奴吉利者偶得是草，与侯服，遂解，吉利即遁去，不知所之，侯因此济人，不知其数。"这是用吉利草解蛊毒的最早病例记载，实际上这正是广西合浦县土著民族治疗蛊毒的经验。可惜目前实地调查仍未发现此药。

（5）解食物中毒类：有圣齑、橄榄、金荆、黄藤等。据《岭表录异》记载，圣齑"乃牛肠胃中未化草也"。广西人爱吃水牛肉，若食后腹胀或发生中毒，用圣齑调入姜、桂、盐、醋内服解之。如今在广西部分山区的壮族和苗族还有人吃圣齑，称为"不乃羹"或"青羹"。

（6）解酒毒类：有白萝卜、白豆蔻、檐喜子等。据刘斯誉《融县志》记载，当地出产的白萝卜味甘，能解酒毒。这种方法现在壮族民间仍在使用。

（7）解金属毒类：有金蛇、甘蔗根等。如《本草拾遗》云："岭南多毒，可解毒之药，金蛇、白药是矣。"《开宝本草》进一步指出，金蛇主产于宾州、澄州（宾州即今广西宾阳县一带，澄州即今广西上林县一带），并说金蛇"解生金毒。人中金药者，取金蛇四寸，炙令黄，煮汁饮，频服之，以停为度，银蛇解银药毒。"目前壮族民间主要用于治疗跌伤、骨折。

（8）解瘴毒类：有马槟榔、红花茶、槟榔、蒟酱、杜茎山、高良姜、山奈、姜黄、楮叶、王瓜、苦瓜、辣椒、薏苡仁、蟒蛇等。据清代温之诚《全州志》记载，乾隆年间全州"疠疫大作，药肆皆虚，居人掘土药售者，无不大获，而实者愈疾。"又曰："其实市中所货，其阴购于土人者十七八。"说明过去人们大多依靠当地的土药土方治疗瘴气。

壮族防治瘴气的方药可见于汉文史料。如陈瑾《桂林郡志》记载，马槟榔产于广西河池地区一带，当地人常吃马槟榔以解渴。清代李文琐《庆远府志》曰："马槟榔能驱瘴。"说明在壮族地区人们已认识到马槟榔可用于防治瘴气。清代王锦修《柳州府志》记载，当地人生吃辣椒，可以消水气、解瘴毒。

（9）解诸毒类：具有解两种以上毒物中毒的药物称为解诸毒药，见于记载的有甘草、天仙藤、锦地罗、钗子股、黄藤、蒜、阳桃、白花藤等。如《肘后方》记载甘草："岭南俚人，解毒药，并是常用药。"《新修本草》云："此蒜与胡葱相得，主恶毒、山溪中沙虱水毒，大效，山人、俚獠时用之。"可见在古代，壮族先民常用蒜来解毒。

3. 壮医使用毒药和解毒药的意义　壮族聚居地区地处亚热带，是各种药物包括毒药和解毒药生长的良好自然环境，壮族人民世世代代生活在多毒的环境里，使壮医有了大量的实践机会，积累了丰富的使用毒药和解毒药的独特经验。据文献记载及实地调查证实，壮医使用毒药和解毒药不仅历史悠久，经验丰富，而且达到了相当的水平，不仅充实了中医学的内容，而且千百年来为壮族人民的健康繁衍做出了巨大贡献。

三、方剂学的萌芽

药物知识及医疗经验的不断积累，为壮医方剂学的形成奠定了基础。由于壮族未能形成本民族的规范化文字，故壮医的医疗经验、单方、验方大多只能通过口授、耳听、心传的形式流传下来，遗失的固然很多，其中部分由于汉文资料记载得以流传下来。在唐宋时期的方书中，收载了部分岭南地区的解毒、治瘴气的方药，其中包括壮医药，说明壮医方剂学在这一时期已被中原地区所重视。

（一）孙思邈的《备急千金要方》《千金翼方》

孙思邈是唐代著名医家，精通诸子百家学说，著有《备急千金要方》《千金翼方》等医书。孙氏虽为中原人，但对卓有疗效的少数民族医药医方亦欣赏，并收录入书。如《千金翼方》载："白花藤，味苦寒，无毒，主解诸药中毒，酒浸服之，主虚劳风热，生岭南交州广州平泽。"钩吻为广西多产之物，《千金翼方》谓其能"杀鬼疰蛊毒"。在治风药及治蛊毒药的分类栏中，载有秦艽、干姜、葛根、狗脊、白芷、大戟、乌头、附子、贯众、菖蒲、吴茱萸、徐长卿、蛇蜕、野葛、斑蝥等广西多产药物，说明当时广西壮族先民对此已有了一定的了解，掌握了一些防治瘴雾毒气侵袭及治疗疫毒蛊毒入侵的知识，懂得"出门常须带雄黄、麝香、神丹诸大辟恶药，则百蛊猫鬼狐狸老物精魅永不敢著。"

（二）宋代医家合编的《圣济总录》

北宋年间，政府组织医家广泛收集历代方书及民间方药，编成《圣济总录》，载方近20000首，其中有岭南方药，如"治草蛊……岭南人多行此毒，从咽判痛，方（用）甘草（炙）、蓝汁二味，捣甘草为末，每服一匙，以蓝汁调服。"

（三）柳宗元的《柳州救三死方》

柳宗元（773—819），山西永济人，顺宗时被贬到广西柳州，任柳州刺史。他被贬南方后，情绪难免忧郁，加上水土不服，曾患过不少疾病。为治病防病，他虚心向当地医者学习，亲自品尝，并自采、自种、自制药物。柳宗元博采当地的医药经验，结合自身的治疗经历，编纂了《柳州救三死方》。宋代的一些本草著作提到该书病案如下：

疗疮案：柳宗元到柳州的第二年患疗疮，病情日益加剧，曾敷用多种药物，仍不见效。经一友人提示，用屎壳郎（蜣螂）调制敷贴，收到了"一夕而百苦皆已"的奇效。次年柳宗元吃羊肉后引发疗疮，"再用，亦如神验"。

脚气案：柳宗元到柳州的第三年患脚气病，"夜半痞绝，胁有块，大如石，且死。因大寒不知人三日。家人号哭，荥阳郑询美传杉术汤，服半，食顷大下三下，气通块散。"此方的配方及服法为：杉术节若干、橘叶（皮亦可）若干、槟榔若干，捣碎，加童尿若干，共煮至一半分量，分两次服用。若"一服快利"，药到病除，则勿须再服。

霍乱案：元和十一年（816），柳宗元患霍乱，症见上不可吐，下不可利，出冷汗三天半许，气即绝。服用霍乱盐汤方，即以盐一大匙，熬成黄色后与童尿一升煎服，服后"入口即吐，绝气复通"而病愈。

三案均反映了岭南方剂学的萌芽及医疗技术的进步。

1161年郑樵氏在《通志》中将医书细分为16类，其中岭南方类5部9卷，包括壮医药在内。分类中设岭南方一项，标志着包括壮医药在内的南方少数民族医药在祖国传统医学中的明确地位。据《岭南卫生方》前言所述，当时及随后的岭南方书有李暄的《岭南脚气论》、李继皋的《南行方》以及郑樵《通志》载的《治岭南众疾经效方》《广西摄生方》等。

第四节　卫生保健、医事制度与壮医教育

一、卫生保健

数千年来，壮族人民在同疾病做斗争的过程中，在保健和预防疾病方面积累了丰富的经验

和知识，并且具有鲜明的地方特色和民族特色，是壮医学的重要组成部分。

壮族的主要聚居地岭南地区山峦起伏，江河溪沟密布，林木茂盛，加之气候骤变，空气中湿热交蒸，因此多有虫毒的滋生，甚至发为疫疠。在抵御疾病的实践中，壮族先民们总结了丰富且颇具特色的预防疾病的方法，如药物内服、熏洗、外敷、针灸、药物洗鼻或雾化等。花山崖壁画及铜鼓上的舞蹈造型从一个侧面反映了壮族先民在两千多年前就已经有体育活动，并有了通过体育活动来增强体质以预防疾病的实践。此外，还通过改善居住环境、隔离更衣、食用药膳、端午节赶药市等预防法，从饮食、起居、环境、心理、体育保健等多方面去预防疾病的发生。

（一）早期的卫生防病意识

1. 考古发现　从考古挖掘的文物来看，壮族先民很早就有卫生保健的意识与实践。如广西合浦望牛岭西汉晚期墓出土的铜凤灯，外界的烟尘可通过喇叭形口经灯的颈部进入灯的空腔（内盛水）而消入水里，有消烟作用，这样可防止烟尘进入大气而污染空气，说明了 2000 多年前壮族先民已有防止大气污染、保护环境的意识。广西钟山东汉墓出土的陶厕所模型，表明至少从东汉开始，壮民已知道建造厕所，使大小便有固定场所，这是良好的卫生习惯，同时也保护了环境的卫生。广西贵县汉墓出土的陶井模型，井上有篷盖，可见壮族先民已注意保护饮用水的卫生。

另外，一些卫生用具的出土，从另一个角度反映了壮族先民早在 2000 年前就养成了一些良好的卫生习惯。如广西贵港新村 11 号东汉墓出土的陶虎子（溺器，即现在使用的尿壶），广西贵港罗泊湾西汉墓出土的鎏金铜挖耳勺，广西荔浦县兴坪汉墓出土的陶痰盂，广西贵港罗泊湾 M1、M2 号西汉墓出土的陶盒（其中一陶盒内盛有铁冬青），以及广西合浦县堂排二号汉墓（西汉晚期）出土的内盛铁冬青的铜碗等。这些对卫生保健的认识在当时社会发展缓慢、生产力落后、医疗卫生条件差的情况下，是非常难能可贵的。

2. 干栏式建筑　壮族先民根据本地区的地理环境及气候条件，为预防疾病，避免野兽伤害，发明了"干栏"建筑。最早记录有关干栏建筑的书籍是《魏书》，该书在"僚人"篇中说："僚者，盖南蛮之别种……依树积木，以居其上，名曰干栏。"此后在《北史》《通典》《旧唐书》《新唐书》《太平寰宇记》等诸书中，均有相类似的记载。《桂海虞衡志》载："民居苦茅为两重棚，谓之麻栏，以上自处，下蓄牛豕，棚上编竹为栈，但有一牛皮为姻席。牛豕之秽，升闻栈罅，习惯之；亦以其地多虎狼，不尔则人畜俱不安。"这种房屋的主要特征是分上下两层的楼式建筑，上层住人，下层贮放农具等器物及圈养牛、猪等牲畜，居住面距地面若干米。这种建筑不仅通风、采风、照明功能良好，而且还可有效地防避瘴气，抵御野兽蛇虫袭击，减少风湿病的发生，在岭南地区极具实用性，因此这种建筑一直沿用至今。

3. 饮水卫生　壮乡在溽暑时节常高温多雨，湿热交蒸，山溪峒水流入江河，造成大气污染，水源浑浊。因此，壮族先民们常用白矾将水沉淀过滤，并多吃生大蒜头，以防虫毒在肠胃滋生，防止"病从口入"。

4. 群体隔离　为了防止瘴气、瘟痧疫疠的传染、扩散，壮族聚居地区于瘴疫流行时，染病之家常谢绝登门，邻村之间亦暂不交往。此举非着眼于一家一户，实寓意于群体隔离。若有人从远处归来，常将其止于村舍之外，甚至数里之遥，待家人提篮装衣迎之，嘱其换下衣物，并将换下的衣物或蒸或煮，用意在于祛除邪秽、疫疠恶气、消杀虱毒，防止瘴气流染。

为了预防瘟痧，壮族民间还意识到要大力灭蚊蝇，并疏通沟渠，毋使污积，杜绝蚊蝇滋生之源，防止瘟疫发生。

（二）药物保健预防法

壮族先民在长期与疾病做斗争的生活中，逐渐掌握了利用药物进行防病保健的方法，这些预防方法颇具特色并行之有效。东晋葛洪《肘后方》中记有岭南人"备急药"25种，并谓："诸药固以大要岭南人使用。储此之备，最先于衣食耳。"说明备药以防病甚至重于衣食。

1. 奇特的卫生民俗——鼻饮　在壮族地区流传着一种洗鼻及雾化吸入以防病的方法，即煎取某些草药液令患者吸入洗鼻，或蒸煮草药化为气雾，令患者吸入以预防一些时疫疾病。这种方法古代称为"鼻饮"。

"鼻饮"在古越族中流传，史、志书多有记载。最早见载于汉代的《异物志》，"乌浒，南蛮之别名，巢居鼻饮"。此后，历代文献也有所记述。北齐《魏书》云："僚者，其口嚼食并鼻饮。"后晋《旧唐书》说："乌浒之俗，相习以鼻饮。"《广州记》载："南方乌浒人以鼻饮水，口中进啖如故。"

宋代周去非的《岭外代答》对鼻饮的方法作了比较详细的描述："邕江溪峒及钦州村落俗多鼻饮。鼻饮之法，以瓢盛少水，置盐及山姜汁数滴于水中。瓢则有窍，施小管如瓶嘴插诸鼻中，导水升脑，循脑而下，入喉……饮时必口嚼鱼酢一片，然后才安流入鼻，不与气相激。既饮必嚏气，以为凉脑快膈，莫若此也。"在这里，周氏既指出了鼻饮流传的地区——"邕江溪峒及钦州村落"，正是壮族先民聚居的地区，同时也记述了鼻饮液的配制法、饮服法。特别值得一提的是，指出了鼻饮具有的医疗价值——"凉脑快膈，莫若此也"。同时，也说明了鼻饮为什么在壮族地区相习流传的原因。广西炎热多雨，"历代号为瘴乡"，湿热地气和动植物腐臭之气混合成为瘴毒。为了生存，这里的土著民族就要从实践中总结出一些抵御瘴毒和防暑降温的方法。从鼻饮的医疗价值来分析，在鼻饮液中加入盐和山姜汁等药物，具有防暑降温防瘴的作用。

这种奇特的卫生民俗是壮族先民们创造、民间壮医所总结的一种主要针对瘴疾和中暑的防治方法，它包含有现代物理降温和黏膜给药等科学因素，至今壮医使用的洗鼻及雾化法，对鼻病、喉病、呼吸系统病症都有一定疗效。

2. 对瘴气的预防

（1）佩药祛瘴法：每年春夏季节，壮族民间习惯将自采的草药或上年采集的草根香药扎成药把挂于门外，或放置房中，以辟秽祛瘴。常用的药物有菖蒲叶、佩兰叶、艾叶、青蒿叶等。家中若有未成年孩童，则令其佩挂各种香药制成的药囊，意在扶正祛瘴。常用的药物有檀香、苍术、木香等。在瘴疠流行季节，村寨无论男女老幼都佩戴药囊，以辟邪防瘴，预防或减少瘴疫的发生。这些防瘴习俗一直沿用至今。

（2）服药防瘴法：常吃黄瓜、辣椒、蚺蛇、盐麸子、姜黄、山奈等食品或药品，可以预防瘴气的发生。日常嚼食槟榔也是用来预防瘴气的。

壮族先民喜好槟榔，把它广泛地用作防病祛患的药物。早在东汉杨孚《异物志》中就有岭南人嚼槟榔的记载，自宋元以来的很多汉文史料以及广西各地地方志都有记载。如元代释继洪所撰的《岭南卫生方》说："岭表之俗，多食槟榔，多者日至数十。"徐松石《粤江流域人民史》说："壮人喜食槟榔及蒌叶，现在两粤此风仍盛。"《平乐县志》说当地"气多痞瘴，槟榔之嚼，甘如饴餳"。从药用价值看，槟榔能辟秽除瘴、行气利水、杀虫消积，可以说壮族人民嚼食槟榔的一个重要原因是用来防治瘴气。清嘉庆年间编的《广西通志》说："马槟榔，能驱瘴。"

3. 对中毒的预防　壮族地区气候炎热，草木茂盛，动物繁多，矿产丰富，有毒的动植物、矿物随处可见，相应的解毒药物的品种也很多，正如陈藏器所说："岭南多毒物，亦多解物，岂天资乎。"身处此地的壮族先民为了保护自己，在实践中找到了许多独特的预防中毒的方法，如晨间瘴气雾露弥漫，外出赶路时口含生姜以辟秽；炎夏六月多雨多热，湿热交蒸，对山溪峒水必先用白矾过滤再饮用，并多吃生蒜头，以防谷道内虫毒滋生；当疫疠流行之时，各村间暂不交往，或外出归家后常用壮药汤洗浴，以辟秽解毒；对年老体弱者，常以辟秽解毒或舒筋活络之品垫席而睡；对体弱多病之儿童，常佩挂芳香解毒之物。

4. 对蛊毒的预防　蛊毒是古代岭南地区的常见多发病，在与蛊毒做斗争的实践中，壮族先民总结了许多预防的方法。如甘草、大蒜带在身边可防患蛊，"身带甘草，也是免蛊最灵的东西，若能在食前嚼少许能免去蛊毒，或蛊毒吐出"。《粤东笔记》持同样的看法："饮食先嚼甘草，毒中则吐，是以甘草姜煎水饮之乃无患，入蛮村不可不常携甘草也。"携带蒜头出行，每饭先食大蒜头可防蛊毒。

壮族地区有一种饮食习惯——喝"交杯酒"，即主、客人同桌吃饭，客人用自己杯里的酒敬给主人，主人不能推辞，要一口喝下去，然后主人用自己杯里的酒回敬给主人，这样，宾主才会放心开怀畅饮。"交杯酒"原本是用于防蛊的习惯。历代本草书中常有岭南俚人、土人使用土药防治蛊毒的记载，如《本草图经》云"玳瑁，带之可以避蛊"等。

（三）民俗养生防病法

壮族在历史发展的进程中逐渐形成了许多独具特色的民间风俗习惯，如在每年三月三（清明节前后），壮民常采摘香枫、红兰、密蒙花、乌桕、黄姜等植物枝叶取汁制成五色饭，这种食品不仅色鲜味香，而且具有清热利湿、行气健胃、顺气润肺等保健作用。

每逢农历五月初五端午节，壮族家家户户都在门口悬挂新鲜的菖蒲、佩兰、青蒿、艾叶等植物枝叶，并以这些植物的鲜叶煮水洗浴。在居室内焚烧苍术、菖蒲、白芷、艾叶、柚子皮、硫黄，以其烟熏房屋，并饮雄黄酒、菖蒲酒，利用药物的芳香气味来开窍、化湿、辟秽，从而防止病邪侵入人体，达到防病保健的作用。

端午节这天，许多壮族圩镇都有举办药市的习俗，其中尤以靖西药市突出。壮乡各村寨溪峒的草医药农和寨民都去赶药市，或将自采的各种药材运到圩镇药市出售，或去买药、看药、闻药。药市上药摊连接，摆于街头巷尾、亭屋檐下，不下五六百摊。草药全为鲜采，品种亦在百种以上，赶药市的人成百上千。壮乡习俗认为端午节的草药根壮叶茂，药力宏大，疗效最好，这天去逛药市可以饱吸百药之气，可以预防疾病的发生，这样在一年之中能少生病或不生病。久而久之，赶药市成了壮乡民俗，说明壮族群众有利用草药同疾病做斗争的传统和习惯。事实上，从认药、采药、用药到形成药市，也必定经历了一个相当漫长的时期。壮乡男女老少争逛药市，壮医药农互相交流药物及医疗知识，这确是一种群防群治的良好民俗。

（四）药膳防病

药膳是指具有营养保健和防病治病作用的食物性壮药。在古代，壮族先民在寻找食物的过程中发现有些食物不仅能充饥，还有很好的保健治疗作用，包括谷物、水果、干果、蔬菜、调料、禽兽、水产等。在寻找食物充饥果腹的同时，壮民们也发现了保健疗疾的药物，并把这些经验总结起来，应用于不同的季节以预防疾病。

壮乡的饮食习惯以素食为主，稻、麦、玉米、番薯、粟、山薯、木薯、芋、大豆、饭豆、绿豆、豌豆、蚕豆、扁豆、金豆、刀豆等是古代壮族人民的主食。广西巴马是世界著名的长寿之乡，巴马长寿老人的食品可分两大类：一是主食，玉米为第一主食，以熬粥为主，煮干饭很少，符合中医"以糜粥自养"的主张。玉米可抗癌症，纤维素多，能使肠胃病减少，大便畅通；豆类是第二主食，黄豆、饭豆、竹豆、豌豆、绿豆、猫豆等豆类营养丰富。二是副食，副食中的植物油多为火麻仁、芝麻、黄豆油，再配以当地的蔬菜、水果。巴马长寿老人的饮食特点是无污染的粗食、自然食、低热食物、粗纤维食，蒸煮为主，煎炒很少。巴马长寿老人多，这与他们合理的饮食结构有密切的关系。

经过长期实践，壮族人民认识到食品、果品的药用功效，他们将其加工成药粥、药酒、药饭、药糕等食用。如黑糯甜酒具有"补中益气而及肾"之功效，《玉林州志》记载黑糯"用浸酒，补血"。木薯酒、红薯酒有养胃的作用，蛤蚧酒有补肺肾、定喘的作用，金樱酒有补肾固遗的作用，捻子酒有养血补血、暖腹、益肌肉的功用等，常饮可以强身健体、延年益寿。刀鞘豆腌酸具有消暑热的功效。橙"能解鱼蟹毒，核炒研冲酒服，可治闪挫腰痛"；黎檬"味极酸，其子榨水和糖饮之，能解暑，谓之渴水"；人面子"仁可供茶，佳品也"；枳椇"解酒最验"；槟榔"辟瘴、下气、消食"；"罗汉果味甜润肺，火症用，煲猪肺食，颇有效"；蕹菜汁能解野葛毒；菠菜"能解酒毒"；苦荬菜"味苦性寒，可解暑毒，并可治蛊"；枸杞菜"味甘平，食之能清心明目""以之煮，配以猪肝，可平肝火"等。形式多样的桂圆肉制品具有补肾壮阳之功；苦丁茶用来泡茶饮有清热解毒利湿的功效。

对于果菜类入药，地方志论尤多。如《临桂县志》记载："罗汉果，大如柿，椭圆，中空味甜，性寒，治劳嗽。"《镇安府志》曰："羊桃，一名三敛子，一名五敛子……味甘酸，内有小核，能解肉食之毒。有人食猪肉咽喉肿，病欲死仆，饮肉汁亦然，人叫取羊桃食之，须臾皆起，又能解蛊毒瘴岚瘴，土人蜜渍盐腌以致远。"《北流县志》记载："西瓜……味甘淡，止渴消暑，疗喉痹症，解酒毒。"《镇边县志》曰："山楂……制糕能消食。"《容县志》言石榴"皮可入药"，橄榄"可解鱼毒"。《新宁县志》指出"生菜，食之却暑""苦荬，可除虫毒疮疥""辣椒，味辛辣，消水气，解瘴毒""苦瓜，味苦，性冷，解水瘴"，可见壮族人民对食物的温凉补泻已有了较多的认识。瓜菜乃日常生活所用，来源充足，对养生保健有重要意义，这也是壮医"药食同源"特色的体现。

（五）体育保健预防法

根据左江流域尤其是宁明花山崖壁画及壮乡铜鼓上的舞蹈造型、气功图谱，及沿袭至今在农闲或节假日里开展的一些传统健身活动，如抛绣球、龙舟竞赛、赛高跷、板凳龙、板鞋舞、舞狮、拾天灯等，可知壮乡人民崇尚气功，喜爱体育运动，喜欢歌舞。这与壮民十分强调"未病先防"的预防保健观念是分不开的，同时也说明壮民早已意识到锻炼身体可以增强体质、预防疾病，并应用在日常生活中。

1. 崇尚体育，增强抗病能力　考古学家已有比较充分的证据证明，花山崖壁画是战国时期的作品。有学者认为，其所反映的古代壮族社会生活涉及有医药卫生方面的内容。从其所描绘的人像之形态来看，不管是正面还是侧面图，都是一种典型的舞蹈动作或气功形象。其中蕴藏着不可忽视的直接效果——却病强身，特别是对腰、膝、肩、肘等处肌肉的锻炼更为明显。

壮族舞蹈和古代五禽戏有相似的功用，即锻炼身体、增强抗病能力。而壮医花山气功既注重宏观功力，即天、地、人三步运行，又注意微观功力，即躯肢脏腑、气血体能、三道两路的同步调节，擅长养生保健和祛病复康。

壮族地区由于特殊的自然地理环境而阴湿多雨，脚气、风湿、身重着等为常见多发之病症，严重影响人们的生产和生活。故而壮族先民们创造了这些具有宣导滞着、疏利关节作用的舞蹈动作，并作为永世流传的防治疾病的方法而绘制下来。

壮族民间所练习的"壮拳"就是按照花山崖的画面，将气功拳编成套路，主要功式有"攀峰举鼎""探海金钩""排云驭气""摘星换斗"。练功能调节躯肢脏腑的气血运行，既能祛病康体，又能保健养生。

除练习气功外，壮族人民还经常参加体育活动，如赛龙舟、打扁担、投绣球、打秋千、拾天灯、踩风车、打滚石、板凳龙、赛高跷、抢花炮、打陀螺、跳花灯、打毛毽、高台舞狮、扳腰等。

2. 爱好歌舞，远离烦恼　壮族自古以来就是个能歌善舞的民族。在贵港和西林出土的西汉早期的铜鼓上有许多舞蹈的形象。壮族还以歌著称，壮乡常被称为"歌海"。壮族地区歌多、歌美，到处可听到嘹亮悦耳的歌声。每到圩日（各地圩日不一），远近几十里的青年男女都盛装汇集于"歌圩"（即集体唱壮歌的特定场所），对唱山歌，以表达爱情，进行社交活动。农历三月三日是壮族的传统歌节，壮民多以歌舞的形式来表达自己的真情实感，寓生活中的喜、怒、哀、乐于歌舞之中，既交流了思想，又得到了安慰，同时也将歌舞作为他们劳动后的娱乐休闲。

在世界长寿之乡广西巴马县进行调查时发现，长寿老人都爱唱山歌。如果说巴马人每天的食谱是其长寿的物质食粮，那么每天唱的山歌则是其长寿的精神食粮。山歌是调节情绪、丰富生活情趣的"调味品"。唱山歌可以使人心胸开阔，远离忧郁和烦恼，从而健康长寿。

除农历三月三日外，在其他的节日及农闲时，壮族人民也经常载歌载舞。现在壮族常跳的舞蹈有"春堂舞""绣球舞""捞虾舞""采茶舞""扁担舞""铜鼓舞"等，这些舞蹈主题鲜明、舞步雄捷、诙谐活泼、感情真挚，充分体现了壮族劳动人民倔强和爱憎分明的性格。

壮民已把歌舞作为生活中不可缺少的组成部分，壮族的生活中多欢歌笑语，少忧愁苦闷，这种生活方式对预防心理因素导致的疾病是十分有效的。

二、医疗制度和医疗机构

壮族地区医疗制度和医疗机构的建立都较晚，据文献记载，大约在宋以后才建立。

11 世纪中叶，广西爆发了壮人侬智高领导的壮、汉等民族人民参加的反宋起义。根据新出土元碑《故大师白氏墓碑铭并序》考释，白居易的后代白和原在广西参加了这次起义，当过"医长"，后来白家变成了医药世家。说明在起义部队中有不少壮、汉医生，并已设立了医疗制度。关于这方面有关文献缺乏详细记载，尚待进一步考证。据有关史料记载，起义首领侬智高的母亲阿侬是一位医术颇精的女壮医，擅长骨伤科，阿侬随起义军把壮医医术传播到云南。

明清时代，有关文献才开始明确记载壮族地区医疗制度和医疗机构的情况。

明代，在土司制度下，官方设有医药机构，官方和民间有一定数量的专职医药人员，地方志对此有明确的记载。《广西通志》载有如下医疗机构："庆远府……医学在税课后，成化元年（1465 年）知府周一清重建""天河县……医学在县治南""思恩县……医学在县治左""武缘县……医学在县治南""永淳县……医学在县治西""南宁府……医学在府治西"，等等。据不完全统计，明代嘉靖十年（1531 年）广西有 40 多个州、府、县土司设有医学署。关于这些医学署的主要任务是什么，是医药卫生行政机构还是医疗服务机构，或者是医学教育机构，由于记载欠详，尚难以定论，但其为医药卫生机构则是肯定的。

特别值得注意的是，医学署的医官"本为土人"，即由当地少数民族担任，这对于发展民族医药特别是壮医壮药当然是一个促进的因素。这也说明土司对本民族的传统医药还是比较重视的。事实上，在土司家属中就有直接从事医药工作的专职医生。如清代道光年间，在忻城土司衙门西侧曾建起一栋"大夫第"，莫氏土司第十九代孙莫述经（号钦明）就是"大夫第"里的专职医师，主管土司衙门大小官员及其眷属的保健事务，同时也兼理一些民间病患。莫述经的诊室、药房设在"大夫第"的"头堂"，诊室在左，药房在右，专用中药及本地产的民族药防病治病。土司的亲属从事医疗工作，说明在土司制度下民族医是有一定的社会地位的。

清代，壮族地区建立的卫生机构负责管理地方医药和救济、诊疗贫穷患者。《北海杂录》云："太和医局，设于光绪十六年（1890 年），亦广西商人协力敛赀，藉行善举。与广仁社相通一气者，专为赠医施药舍馆事，局有永远管理四人，另每年公举总理四人……聘请医师驻局，七点至十一点，以便贫病人到诊。"《龙津县志》亦曰："医药局于宣统初年成立，延请中医生，主任医药杂务。民间贫寒之家有疾病者就局诊治不收诊金，间或有赠药剂者。局址初附设于道尹公署，嗣移于旧都司府，再移于龙州学社内。"有些地方的医药机构成立之后又取消，如《博白县志》（乾隆年间修）称"阴阳学、医学俱废"。

此期间，有外国人在壮族地区兴建了一些医院，如"法医院，每以赠医施药为事，归法医士办理，由法政府派来，向僦民房以为医所"[《北海杂录》，光绪三十一年（1905 年）]，"普仁医院，创于光绪十二年（1886 年），为英耶稣教士所设，驻隆英医一名，赠医施药不受分文，每日本埠及附近村落就诊者颇众"[《北海杂录》，光绪三十一年（1905 年）]。这是半封建半殖民地的旧中国所特有的现象，这些医院数量少，且集中于市镇，对壮医药发展的影响不是很大。

民国时期，国民党政府对中医学极尽摧残之能事，企图废除中医药。在这种情况下，作为国粹的中医药都得不到保护和扶持，包括壮医药在内的少数民族医学就更不在话下了。尽管如此，民族医药自有其强大的生命力，民国期间壮族地区的中医药还是有所发展。民国二十三年（1934 年）以后，广西先后成立了省立南宁医药研究所、省立梧州医药研究所、省立桂林医药研究所，这三个研究所于民国三十年（1941 年）合并于南宁，称广西省立医药研究所。研究所当时的主要任务是招收学员，培养中医药后备力量。民国三十四年（1945 年）研究所改称为广西省立南宁高级中医职业学校，该校设有药科专业班和药物种植场，教授有关药物方面的知识，并对部分中药、壮药进行剂型改革的尝试，提炼成为流膏、干膏、水液、粉末、植物结

晶等。尽管如此，对壮医药的研究、应用还是有局限性的，壮医药仍以其千百年来的自生自长
的原始方式在民间流传，等待后人的发掘、整理和提高。

三、壮医教育

清代以前，壮医在壮区民间医疗卫生中一直占主导地位。从秦汉开始，封建王朝对广西实
行的羁縻制度和土司制度对壮医药的民族特色和地方特色的保留和发展有很大的作用。在这种
环境下，千百年来，壮医疗法、药方大多以口耳相传的教育形式流传于民间。

（一）父传子、师授徒

父传子、师授徒的口传面授是其教育的一种形式。唐贞观三年（629 年），诏诸州置医
学，开始出现中医学专业教育。在壮族地区，壮医虽然尚未发展到这一水平，但在唐代也
出现了一些有家学渊源的著名医家。唐人陈藏器的《本草拾遗》一书中就记载了壮族地区
甘、陈两位名医及其事迹。"陈家白药，味苦寒无毒，主解诸药毒，水研服之，入腹与毒相
攻必吐，疑毒未止，更服，亦去心胸烦热。天行瘟瘴，出苍梧，陈家解药用之，故有陈家之
号""甘家白药，味苦，大寒，有小毒，主解诸药毒，与陈家白药功用相似……出龚州以南甘
家，亦因人为号"。这些都是家传而出名药、成名号。宋代苏颂《本草图经》亦记载："俚医
以（甘蔗）治时疾，狂热及消渴，金石发动燥热，并可饮其汁。"这也说明在壮族中有专门从
医的医家。

壮族民间也有神医"三界公"的传说。明代邝露《赤雅》说他是平南人，姓许；《古今图
书集成·得州府》说他是贵县人，姓冯；壮族地区传说他是都安人，姓李。传说他曾在山中遇
仙，仙人授以五彩带、仙棒、仙桃及金字书法宝，三界公服下仙桃变为神医，专为贫苦乡人治
病。治病时他在病人患处缠上五彩带，以仙棒轻轻敲三下，则骨折脚跛之人能奔走，浮肿病人
恢复健康，多年瞎子见光明。在瘟疫盛行期间，三界公广发"驱瘟灵"予民众，为民治病，药
到病除，起死回生，且分文不取，深受群众爱戴。因此，古代壮族地区多处修建有"三界庙"
来供奉他。这个传说也说明壮医有师传，只不过把师傅说成是神仙，而且医治的是壮区常见
病，三界公也因此被后人奉为壮医师傅。

（二）民间家庭生活

壮医教育更多的还是寓于壮民生活之中。对于一些常见病，壮族家庭通常能通过食物及
简便的方法进行治疗，这种习惯代代相传，壮区群众就较为普遍地掌握了一些壮医常识，如
根据季节与病情选择药物、食物，用调料配制成食品吃，以达到防病治病、滋补强身的目
的，在壮族群众中十分普遍。《白山司志》（今马山县）记载："土人晓起，即嚼槟榔。客至
不事茗，以槟榔为敬。饮食嗜酸辣，四五月采苦笋，去壳置瓦坛中，以清水浸之……其笋浸
至数年者，治热病如神。土人尤为珍惜。又有酸糟，乃以米汁浸熟饭为之。二者价廉工省，
无论贫富，比户皆有。而辣椒则有每饭不离者，年节宴客……珍馐罗列中亦必佐以辣椒，固
其性之所癖，而司地山水极寒，非辛辣之味济之不可也。夫椒以祛寒，笋以治热，二物备而
水土不为灾，加以槟榔，辟除瘴气，土人所以处万山中无夭折之悲者，其赖此乎。"以食物
治病防病成了生存的基本条件和常识，后代不断繁衍，这种经验也就不断地传递，并且不断
地充实。除直接吃果蔬、禽兽、水产类药物外，还以壮药加工为药粥、药汤、药茶、药糕、
菜肴食用。

治疗岭南常见病的各种简便方法在壮族家庭中也常常使用，如刮疗法用瓷碗、骨弓或药物在病人身上轻刮，治疗痧症、中暑外感及肠胃等疾病。拔罐疗法采取燃火、温热、抽取罐口空气等办法，使罐状器具吸附在患处或穴位上，造成瘀血现象而起到治疗作用。它具有活血、止痛、祛风、除湿、拔毒等功效，可以治疗感冒、气管炎、风湿腰腿痛等多种疾病。后辈们经常目睹前辈们采取的各种消除病痛的方法，获得了有关这方面的感性知识，在自己成长过程中又逐步掌握这些方法，壮医教育也就在日常生活中不断进行。

（三）壮乡药市

壮族的一些社会活动也具有传播壮医知识、进行壮医教育的功能。在壮族聚居的隆林、忻城、贵县、靖西等地流传着一种很有特色的药市习俗，每年农历五月初五，县城远近村寨溪峒的壮医药农，以及懂得一方一药的壮族群众，纷纷将自种自采的各种药材肩挑车载到县城摆摊出售。售药者在售药过程中绘声绘色地解释各种草药的功能、用药的方法及注意事项，赶药市的人注意听讲，以选择购买适合的药物，也有的是专来游药市的。壮民们认为端午游药市吸了药气会健康长寿，因此有邀朋偕友同购药的，有全家老少齐出动的，买药的、看药的、看病治病的人来人往，数以万计，人们在药市中增长了药物知识和医疗知识。

药市形成很早，宋代文学家宋祁就写过游药市后的诗句："五药会广廛，游肩闹相驾。灵品罗贾区，仙芳会阁舍。"而在药市形成之前，壮族就有一种民俗，认为农历五月初五是各种妖魔鬼怪猖獗之日，故这一天家家户户都在门口挂菖蒲叶、佩兰叶、艾叶、青蒿叶等，以避瘴疠。时间一久，便沿袭而成自发的采药、售药、买药的药市。这种活动无形中传播了壮医的医药知识及治疗各种疾病的方法，它是壮医教育的一种独特形式。

（四）民间巫医

壮族民间盛行的巫医在壮医知识传播中也起了一定作用。壮族巫医既不传代，也不世袭，有时也收留徒弟，其治病既有各种各样迷信虚构观念的一面，也有合理、科学的一面。除了施行巫术、咒语外，也利用当地的药物进行治疗。其常治的病症为烧烫伤、骨头卡喉、跌打肿痛、骨折、各种出血、痛症、惊风、难产、热毒疮痈、感冒等。施治过程一般为：令患者坐下或躺在床上静睡，巫医左手端一碗清水，右手拿燃烧的3支香，叩齿3次，诵念咒语（不同的病念不同的咒语），然后在水碗上用燃烧的香画符字（不同的病画不同的符）。念咒完毕，巫医或吸碗中水一口喷在病人身上；或抹患者疼痛之处；有时给患者喝一口碗里的水；或将符画在纸上，烧符取灰入碗中，给患者喝符水；或巫医将符画在掌心，进行跳唱念咒。一般最后都给病人服药水，或敷药，或推摩，或施术，或整复，或嘱病人家属给患者服何药何物、禁忌什么等。在施治过程中允许围观。

壮族有崇拜鬼神的传统，史籍记载其风土民情是"信巫鬼，重淫祀，从古然也"，巫医在壮族民间就非常盛行，正所谓"病不服药，惟事祭祀"。其实这是不了解巫医的说法，巫医既有巫术行为，也有医药的行为，巫术因驱邪而为患者解除精神枷锁，但实际上真正治好病还是靠其所用的药物。巫医既是神职人员，又是具有一定医药知识的专业人才，他们的活动一方面传播了各种虚构的鬼神观念，另一方面也传播了壮医药和医疗知识。

壮医教育口耳相传的方式和特点，使它在民间流传较为广泛，但也因此影响了它的发展。壮族过去没有自己规范通行的文字，在医学理论上的总结整理很少，清代以前都没有出现像藏医学《月王药诊》《四部医典》那样的专门著作，导致出现了有医学传统但无系统理论体系的现象。这种继承整理、总结提高的工作还需要靠后人来做。

第五节 壮医药与中医药的交流

古籍记载和考古发现表明，壮汉文化的交流开始于先秦时期。广西古为百越地，公元前214年秦始皇统一岭南，设置桂林、象、南海三郡，壮族被称为"西瓯""骆越""乌浒""俚""僚"等，从此壮族地区就置于中央封建王朝统治之下。当时征战越地的汉族将士留在广西，中央封建王朝派遣官吏来管理广西，而许多文人墨客涉足广西。据记载，中原地区曾多次向壮族地区移民"与越杂处"，因此中原文化逐渐传入。东汉末年，中原大乱，有不少中原地区的民众为避战乱逃来越地，与"西瓯""骆越""乌浒""俚""僚"等民族共同开发岭南，中原的先进医药文化与生产技术随之不断传入壮族地区。秦汉时期，壮族地区已普遍使用铁器，推行牛耕，手工业如陶瓷器、铜器、漆器、竹器、玉石器等已相当发达，商业交通有所发展。秦始皇在征战岭南的过程中开凿灵渠，沟通了长江与珠江两水系，促进了南北经济文化的交流。随着壮族地区社会政治、经济、文化的发展，壮医药也得到相应的发展。

一、秦汉至隋唐时期

广西地处亚热带，又"地近海，多犀象、玳瑁、珠玑、铜、银、果布之类"，西汉王朝在同南越国交界处设有"关市"进行朝廷控制下的有限贸易，岭南出产的丹砂、犀角、象齿、玳瑁等陆续北运中原，并用于治疗疾病。

西汉时期，壮族地区的对外贸易是由海上泛舟至东南亚、阿拉伯及欧洲的一些国家和地区，徐闻、合浦是重要的港口，壮医药也随着贸易传到国外。

长沙马王堆汉墓和广西贵港市罗泊湾汉墓中整理发掘的古医籍和植物标本都有壮族地区药物，《五十二病方》中有青蒿、卢茹等，还载入壮族地区的一些病症，如漆疮、蛭蚀、蛊等。罗泊湾汉墓中的植物标本有不少是药物，如铁冬青、稻、粟、大麻、黄瓜、香瓜、番木瓜、葫芦、橘子、李、梅、青杨梅、橄榄、仁面、罗浮树、金银花、花椒、姜等。这些都反映了汉代壮族地区药物开发利用情况。

东汉《神农本草经》收载了壮族地区传入的药物，如菌桂、牡桂、薏苡、丹砂、钟乳石等，并称："主治病以应地，多毒，不可久服。"壮族医学将钟乳石分为石乳、竹乳、茅乳作药用。

从以上情况可以看出，秦汉时期，广西的壮族先民已掌握了与疾病做斗争的知识，开发利用了很多药物，积累了一定的用药经验。

两晋南北朝时期，壮族先民同中原地区在政治、经济、文化等方面交流日益频繁，居住在交通便利地方的壮族先民最先受到中原先进科技文化的影响。晋代葛洪携中原医学知识和炼丹术到广西，在北流勾漏洞炼丹。他把这一古代丹术南传，对壮族地区化学、医药学的发展产生了深远的影响。梁代陶弘景《本草经集注》云："谓丹砂出符陵，其实容州勾漏所出，特别邕州所产金缠砂最为上品。"宋代周去非《岭外代答》记载，壮族民间烧炼水银的方法是："邕人炼丹砂为水银，以铁为上下釜，上釜盛砂，隔以细眼铁板，下釜盛水埋诸地，合二釜之口于地面而封固之，灼以炽火，丹砂得水化为霆雾，得水配合转而下坠，遂成水银。"这种符合科学原理的密封蒸馏法，在自然科学史上也是较早的记载。

葛洪的《肘后方》中所载药物，如生姜、常山、土常山、黄藤、蓝青、生葛根、竹沥、鬼针草、荆叶、生蓼、雄黄、都淋藤、干蓝实、白花藤、甘蔗等"岭南皆有"。

晋代嵇含著《南方草木状》，载有壮族地区的药物，如："吉利草，其茎如金钗股，形类石斛，根类芍药，交广俚俗多育蛊毒，惟此草能解之，极验。吴黄武中，江夏李侯以罪涉合浦，始入境，遇毒，其奴吉利者偶得是草，与侯服，遂解。"这是在晋代岭南俚人使用毒药和解毒药的史实。

隋唐时代是我国封建社会发展空前繁荣的重要阶段。唐代施行道、州、县三级区域制，广西属岭南西道，设立桂、容、邕三管。唐初，邕管的左、右江和红水河流域经济文化方面还比较落后，唐王朝采取与桂东地区不同的方法进行统治，设羁縻州44个，羁縻县5个，羁縻峒11个。这些州、县、峒政治上利用少数民族首领进行统治，经济上让原来的生产方式延续下去。

这个时期，中原与壮族地区的政治、经济和科学文化的联系逐渐加强。中唐时期，由于政权的巩固和发展，经济文化繁荣昌盛，交通发展，医药发达。中原腹地的医药家和文人流官把中原医学的理论和诊疗技术及药物炮制方法传入广西；同时，壮族地区也广泛吸收中原先进科学文化，促进了壮医药的发展。壮医药经过文人流官陆续介绍到中原，编入古籍，丰富了中医学的内容。隋·巢元方所著《诸病源候论》论述了壮族地区的痧、瘴、蛊毒等病症，记载了岭南俚人使用不强药、蓝药、焦铜药、金药、菌药等五种毒药及中毒诊断方法，说明在隋代壮族先民就善于制造毒药及救治中毒，有关知识也传入了中原。

659年唐代廷颁布的《新修本草》，是世界上最早的国家药典，其中有30余种药物来源于壮族地区，如滑石、钩樟根皮（钩樟）等。唐代孙思邈著《备急千金要方》《千金翼方》记载了传入中原的壮族地区药物，如秦艽、钩吻、干姜、葛根、狗脊、白芷、大戟、乌头、附子、贯众、菖蒲、吴茱萸、徐长卿、蛇蜕、野葛、斑蝥等。陈藏器《本草拾遗》载入壮族地区产药物30多种，如"土落草，生岭南山谷""石药，生贺州山内石上"。李珣著《海药本草》收载了壮族地区传入中原的药物，如荔枝、零陵香、钗子股、君迁子、蛤蚧、冲洞根等。1972年发掘的合浦县西汉墓有荔枝出土。《桂海虞衡志》云："荔枝，广西诸郡所产"；《岭表录异》中也有"吴州江前有火山，上有荔枝"的记载。同时，《海药本草》将壮族先民加工蛤蚧技术及辨别真假的经验介绍到中原腹地。

二、宋代

北宋时期，中央王朝为了加强统治，在壮族地区承袭并强化了唐代的羁縻州县制度（土司制度），推行"以夷治夷"的政策。在土司统治地区，土官具有政治特权，又控制着经济领域中的一切，对农奴进行残暴和野蛮的封建统治。土司制度的建立适应了当时社会生产力的发展，并加强了中央王朝与民族地区的联系；与此同时，使中原文化与壮医药的交流也得到了较大发展。这一时期，壮族地区已吸收中原医学的阴阳概念，用以解释人体生理现象及疾病的病因病机，《广西通志》称壮族民间"笃信阴阳"。在土司制度下，民族医药受到社会的重视，壮医药特色和地方特色得以保存流传，并使壮医药在漫长的岁月里得到不断的发展，促进了壮族地区与中原医药文化的交流。

特别值得一提的是北宋庆历年间（1041—1048）传世的《欧希范五脏图》。据宋代赵与时《宾退录》卷四载："庆历间，广西戮欧希范及其党凡二日，剖五十有六腹，宜州（即宜山）推官吴简皆视详之为图，以传于世。王莽诛翟义之党，使太医尚方与二十三屠共刳剥之，量度五脏，以竹筳导其脉，知其终始，云可以治病，然其说今不传。"王莽执政为公元8年，比庆历早1030余年，虽有解剖尸体，"量度五脏……然其说不传"，因此《欧希范五脏图》在中医学文献中是最早的人体解剖图，不仅对壮医药有实际意义，同时对中原医学也有一定影响。

柳宗元被贬南方后情绪忧郁，加上水土不服，曾患过不少疾病。他结合自身的治疗经历，编纂出《柳州救三死方》，被传入中原并收入宋代的本草书籍中。

1161年，郑樵在《通志》中将医书分为26类，分类中设"岭南方"一项，标志着壮医药在中医学中的特殊地位。宋《图经本草》共21卷，载入近百种壮族地区出产的药材，大量介绍了岭南俚人、土人、山人、僚、蛮的用药经验，充分说明壮医药的发展对中原产生了较大的影响。

宋代著名的本草、方剂学著作如《证类本草》《日华子本草》《太平圣惠方》《岭南卫生方》及有关壮乡风土人情的《岭外代答》《桂海虞衡志》等，都记载了壮医药在宋代的成就。壮医药治疗当地常见多发病痧、瘴、蛊、毒、风、湿等的经验也随之传到中原腹地。如壮医治疗瘴疾的经验和方药通过岭南与内地的文化交往传到中原，得到中医的认可，并被许多中医书籍收录。如宋代陈无择《三因极一病证方论》中载有治山岚瘴疟的大正气散，官方所编的《太平圣惠方》中有治山瘴疟诸方，共有9个方剂。

三、明清、民国时期

明清以后改土归流，改变了"地方水土，一并归附"土司的局面，废除了土官不允许乡民认书识字的规定，壮族地区与中原地区的来往日趋密切，社会生产力进一步提高，中原科学文化在壮族地区有了进一步的传播，除了加速桂东北地区汉化进程外，也提高了桂西南地区的文化水准。壮族人民文化素质的提高，离不开与中原医药文化的交流及中原先进科学技术的传播。

明代，广西地区的药物资源进一步得到开发利用。"本草学大盛"——李时珍的《本草纲目》集历代本草之大成，载入多种壮族地区的药物。如记述田七"生广西南丹诸州番山峒深山中""此药近时始出，南人军中用为金疮要药，云有奇功"，注明田七是壮族首先发现及应用，而后传入中原的。该书还收载壮族地区特产、多产药物，并介绍其加工及用药经验，包括无名异等四十余种。《广西通志》也载入了100多味壮族地区药物。

随着中原文化的广泛传播和发展，中原医学在壮族地区也兴盛起来。宋咸平初年，广西南路转运使陈尧叟"集验方刻石州驿"；邕州知府范旻下令禁止淫祀，"市药以施治""并刻疗病方书，置诸厅堂"。明洪武年间一些州县设立医学署和惠民药局。清代末年，桂西南许多县份成立了阴阳学府。民国时期，各县成立了县政府。壮族地区先后出现一些研习中原医学而有专长的名医，如俞仲昌、梁廉夫、傅林、罗哲初、陈务斋等。同时，壮医药的独特技法和疗效用中原汉族文字加以收集整理，在壮族民间流传不衰。

壮族语言属汉藏语系、壮侗语族、壮傣语支，唐宋时曾借用中原汉族文字造成了一种土俗字，但不通用，主要还是用中原汉族文字。因此，壮医药学在历史上是沿用汉字来记载的，其中一些中医学理论如风、寒、暑、湿、燥、火，已和壮医药的蚂蟥风、瘴火联系在一起，是中原文化与壮医药交流的结果。

民国时期的地方志有文献记载了以前中医未载入或较少载入的广西特产、多产药物，如土牛膝、土人参、土白术、土黄连、八卦草、五爪龙等40多种。此时有不少有关中医学和壮医药的手抄本（汉文）在民间流传。汉族文字在整理壮医药、丰富中医学宝库的过程中起到了积极的作用，促进了中原医学知识的传播和壮医药的发展。

第六节 历代文献记载的主要医家

在长期与疾病做斗争的实践中，壮族地区医药事业逐渐发展，出现了不少运用地方医药防治疾病的民间医师，民间医师成为有一定影响的社会职业。宋代苏颂等在《本草图经》中提到的"二广俚医"，就是对岭南地区民间医师的称谓。说明在宋代，岭南地区的民间医师已经成为一种专门的社会职业。明清时期，壮族地区有文献记载的医家不断增多，其中当有以壮医药为主治疗疾病的壮医。

一、三国晋唐时期医家

这一时期有文献记载的医家大多为在壮族地区行医的外地医家，极少有属于壮族地区本地的医家。如三国董奉、晋代葛洪、唐代柳宗元等都曾在岭南行医或收集民间方药，有事迹或著作流传于世。

据《苍梧县志》记载：董奉，字君异，三国时吴国（今福建省福州市西）人，任侯官，后移居广西梧州市。医术高明，擅治内科病。年老时迁居庐山，给人治病不收诊费，嘱患者家人在后山栽杏树五棵，董奉用杏仁换置药物以施救患者，其高尚医德为后人传颂。

二、宋代医家

这一时期，本地医家出现在一些历史文献记载中，如苍梧针灸名医梁大用、桂林名医刘仲远、贵县名医俞仲昌等。

据《广西通志》（1531年）记载：俞仲昌，宋代广西贵县（今贵港市）东部人。自小酷爱学习，精通医术，乐善好施，不求仕途高升，不附庸世俗，给人治病不图回报，被乡亲颂扬，当地一些上层人士也曾撰文多篇以扬其美名、颂其医德。

三、明代医家

这一时期有记载的各地医家增多，如临桂傅林、永福章润、柳城梁雍、宣城舒谧、南宁邓钘等，但本地医家所著甚少。

据《南宁府志》（1534年）记载：邓钘，字克柔，明代广西南宁人。因居半村，故家乡人称之为半村先生。因其母多病，故而潜心学习医术并精通之，治愈其母亲之痼疾，名声大噪。其治病不分达官贵人还是平民百姓，有求必应，被督府赐以"医官"，但邓钘称病谢绝，留在家乡为群众治病，同时博览群书，吟诗作对，与当时的高人达士多有交往。

四、清代医家

清代涌现了许多地方名医，有些在全国也有一定的影响。这些医家涉及临床各科，有的还有著作问世。临床有特长的医家如清代象县覃德本善治跌打刀伤，三江龙云翘擅长内科、外科，邕宁杨四擅治奇难重症，藤县黎鲸精通切脉及养生之术，武鸣周景焕擅长针刺疗法，象县谭柞延精通壮医药，全县唐式谷擅长外科等。有医家的著作问世，如全县谢济东著《脉理素精》，象县谭柞延著《四诊记》，永淳屈遵德著《医门心镜》，全州蒋励常著《医学纂要》，恭城周庆扬著《急症良方》，贵县龚振家著《医书撮要》，永宁赵廷桢著《至善剂》，灵川周启烈著《续方书撮要》《方脉秘传》，贵县龚彭寿著《医学粗知》，融县路顺德著《治蛊新编》，全县唐式谷著《医学初步》《外科手法》《心法》，全县唐锡祀著《医科备要》，全县蒋励惺著《惺斋医案》，灌阳王振秩著《医案秘要》，桂平陆兰溪著《兰溪医案》，隆山王少卿著《临症经验医案选录》，龙津区景荣著《心安医话》等。

（一）侯第福

据《三江县志》（1946 年）记载，侯第福，广西三江县寨准乡佳林村人，生于 1875 年。因家境贫寒，跛足流落到湖南，得异人授以医术，精通脉理，善用草药，后回乡行医，手到病除，远近闻名。其治病不论风雨黑夜，有求必应，且不索取诊金，受人敬重。其最令人称道者为诊断疾病，判断生死，效验如神，曾传授医术给其子，惜其子中年死，其医术今已失传。

（二）王维相

据《白山司志》（1830 年）记载，王维相，字介臣，另一字循齐。喜好读书，尤其喜欢岐黄之籍，凡内经素问、仲景、河间、丹溪、东垣等诸医家之书，无不精读研究，并领会其中奥妙，同时融会壮族民间技法，因而医术甚精，能起死回生，且生性慷慨，遇到穷人患病施予药分文不取。

（三）杨四

据《邕宁县志》（1937 年）记载，杨四，清代广西邕宁县人。真名不得而知，因排行第四，故人称为"杨四先生"，擅治奇难重症。据载：其为人治病，"一剂知，二剂已，凡奇难重症，群医束手者，杨四至，投以方，病即霍然，故世有良医之誉"。

（四）黄周

黄周，字达成，名玉林，号扫云居士。清末举人，籍贯为广西阳朔高田镇，生活年代为1870～1943 年。在山西任职期间，黄氏遍访山西名医为其子救治，并开始精研中医医理，还常用工暇之时义务为人诊病，活人者甚众。1927～1928 年侨居香港，开设"岐黄药局"诊所。因其医术精湛，在香港地区成功治疗流行病"羊毛痧"而名震一时。1929 年回到桂林定居，受聘于中医研究社任中医教授，开办医院，仿西例设候诊室、诊室、药房、病房等科室。著有《灵素内经体用精蕴》《医学撮要》等。

（五）甘庸德

据《平南县志》（1883）记载：甘庸德，字元夫，另一字玉山，人称"一剂先生"，清代广西平南县人。从小读书，记性特好，过目不忘，甚得塾师器重。在暇余之时偷看岐黄之书，故善太素脉经，深得刘河间、朱丹溪医中之意，然不执古方。自炼药丸，以朱砂为衣，如绿豆形，常能起九死而俱生。著有《药性赋》《锡葫芦赋》《药王游猎赋》。然而其辟正群医之作及各种秘方只传亲生子孙，外人不得而知。

（六）程士超

据《桂平县志》（1920年）记载：程士超，号上达，清代军陵里竹山塘村人。禀性灵敏，自幼诵读经书无数，并能领会。因家境贫寒而不能进考举人，便潜心学习医术，四处云游，后遇名医星洲，即从之学医，并参考张介宾、薛立斋之言，善治外淫内伤之疾。曾随清军及洪秀全起义之军从医。著有《星洲实录》，将其平日经验诸方收录其中。

（七）梁廉夫

据《贵县志》（1934年）记载：梁廉夫，字子材，清代广西贵县城厢人，享年84岁。博学品端，乐行善事，招收门徒中多有知名之士。历任灵川县教谕、百色厅学正、南宁府教授。后回到故里，苦读医书，精岐黄，老而不倦。著有《不知医必要》等书。

（八）程尹扬

据《桂平县志》（1920年）记载：程尹扬，清代桂平军陵里官河村人。精通医术，古今方术无所不窥，医技甚精，能由博归约，治病悉验应。其不仅医德高，而且医术精，对病而无钱者赠医药不吝。著《验方》《朱批人身脏腑脉络全图》，享年71岁。

（九）唐征濂

据《灌阳县志》（1914年）记载：唐征濂，字慕周，清代灌阳县人。自幼精通岐黄之术，每遇逆症手到病除，人称"唐半仙"。曾在当地驻军疠疫流行之时依方制药，煮以巨釜，军中遍饮，活人无数。对于贫穷患者不收诊金，还赠之以药。著有《各种奇方》。

（十）黄道章

据《桂平县志》（1920年）记载：黄道章，字东初，清代广西桂平县人。自幼攻读医书，脉学效法李濒湖，治法崇尚张介宾，每切脉辄能细数病源，确定治法。于内伤、虚痨、外伤、金疮各症尤见专长，平生治案颇多。著有《家传验方集》。

五、近代医家

陈绍良，民国时广西武宣县禄仁村人。平生精通医术，40岁那年得到江西道人传授的脉诀，能够预知三年后的病情，治好不少本地人的疾病。他的医术传授给多人［民国二十三年（1934）《武宣县志》］。

欧阳绍庭，民国时龙津县黎匠村人。书生出身，行医用药十分讲究，每选功效卓著的上等药物，医德高尚，医术精湛，凡是向他求医问药者，他一定亲临病人家详细诊察，确诊病情后才给予药物治疗［民国三十五年（1946）《龙津县志》］。

颜德荣，民国时龙津县白沙街人。出身农家，掌握民间医药知识，尤其精通外科。他医术高明，却不以自己的医术来获取个人的私利。颜德荣除懂医外，还掌握拳术，当地喜欢习练拳术、健身却病的人大多是他的学生［民国三十五年（1946）《龙津县志》］。

黎东旭,字旦庭,号史堂,民国时思东县板祥村人,书生出身。他的父亲掌握名医陈修园的诊疗方法,医术高明。黎东旭博通经史,从父习医,他的医术在当地也甚闻名。有人问他:"您的医术能治好重病,是通过什么途径而达到这个水平的?"他就回答:"我的医术是从四书五经里得来的,以此可以给人治病,也可以提高学识。"[民国三十一年(1942)《思东县志》]

第三章　壮医药学术体系的
建立与壮医药的全面发展
（中华人民共和国成立后）

第一节　民族医药事业的政策法规

中华人民共和国成立后，特别是改革开放以来，党和国家十分重视民族医药事业的发展，在《中华人民共和国宪法》和《民族区域自治法》中明确了民族医药的发展地位，在政策上扶持民族医药的传承发展，包括壮医药在内的民族医药发展进入了新的历史时期。

一、国家政策法规

1951 年 12 月 1 日实施的《全国少数民族卫生工作方案》指出："对于用草药土方治病之民族医，应尽量团结与提高。"

1982 年 12 月 4 日颁布的《中华人民共和国宪法》规定："国家发展医疗卫生事业，发展现代医药和我国传统医药。"

1984 年 11 月 23 日，国务院办公厅转发卫生部、国家民族事务委员会《关于加强全国民族医药工作的几点意见》的通知中指出："民族医药是祖国医药学宝库的重要组成部分。发展民族医药事业，不但是各族人民健康的需要，而且对增进民族团结，促进民族地区经济、文化事业的发展，建设具有中国特色的社会主义医疗卫生事业有着十分重要的意义。"

1997 年 1 月 15 日，中共中央、国务院《关于卫生改革与发展的决定》指出："各民族医药是中华民族传统医药的组成部分，要努力发掘、整理、总结、提高，充分发挥其保护各民族人民健康的作用。"

2002 年 10 月 19 日，中共中央、国务院《关于进一步加强农村卫生工作的决定》指出："要认真发掘、整理和推广民族医药技术。"

2002 年 12 月 4 日，卫生部、教育部、人事部、农业部在《关于加强农村卫生人才培养和队伍建设的意见》中提出："在中等医学专业中可保留卫生保健及中医（民族医）类专业。"在谈到进一步深化课程体系和教学内容改革时，要求"增强全科医学知识和中医药学（民族医学）的教学内容"。

2003 年 10 月 1 日实施的《中华人民共和国中医药条例》在附则中规定："民族医药的管理参照本条例执行。"国家法制部门对此做了这样的解释：关于民族医药的管理，本条规定"民族医药的管理参照本条例执行"。其含义一是民族医药有自己独立的地位；二是民族医药享受与中医药同等的待遇；三是在不违反本条规定的前提下，民族医药可以有特殊的待遇。

2006年12月5日，国家中医药管理局发出通告：壮医是已经开展民族医药资料发掘整理工作和已经设置民族医医院的民族医。

2007年3月29日，国家民委发布《少数民族事业"十一五"规划》，指出"十一五"期间我国将实施少数民族传统医药发展工程。

2007年12月18日，国家中医药管理局、国家民委、卫生部、国家发展和改革委、教育部、科技部、财政部、人事部、劳动和社会保障部、国家食品药品监督管理局、国家知识产权局等11个部委局在北京联合发布了《关于切实加强民族医药事业发展的指导意见》。《意见》指出：针对目前普遍存在的民族医疗机构基础条件较差的现状，要切实加大投入，改善就医条件；根据本地区的实际情况和当地群众对民族医药服务的需求，在有条件的综合性医院、乡镇卫生院、社区卫生服务中心设立民族医科（室）。

2009年3月13日，卫生部和国家中医药管理局决定在医师资格证书和医师执业证书编码中增加朝医和壮医识别码。

2011年6月10日，国务院批准文化部确定第三批国家级非物质文化遗产名录（共计191项）和国家级非物质文化遗产名录扩展项目名录（共计164项），并予以公布。第三批国家级非物质文化遗产名录入选的传统医药项目有4项，其中之一为壮医药（壮医药线点灸疗法）。

二、自治区政策法规

1983年，广西壮族自治区卫生厅把壮医药研究列为重点课题，组织有关科研人员，从文献搜集、文物考察和实地调查等方面，对壮医的历史和现状进行研究，对壮医的验方、秘方、单方及历史文物进行搜集整理。

1986年6月，广西壮族自治区党委、广西壮族自治区人民政府决定将南宁地区人民医院改建为广西民族医院，并将广西民族医药研究所和广西民族医院列为庆祝广西壮族自治区成立30周年大庆重点建设项目，投入资金1000万元。

1986年6月11日，广西壮族自治区卫生厅少数民族医药古籍整理领导小组办公室成立，挂靠广西民族医药研究所。

1986年8月，广西壮族自治区卫生厅在南宁市召开全区少数民族医药古籍普查整理工作会议，决定有计划、有步骤地对全区少数民族医药人员进行普查登记，对民族医药的验方、秘方、单方及历史文物进行搜集整理。

2008年4月，经中华人民共和国卫生部、国家中医药管理局批准，广西壮族自治区开始进行"壮医"专业执业医师资格考试，标志着壮医从此纳入国家医师资格考试统一管理，正式进入国家医师资格考试序列。

2008年11月28日，《广西壮族自治区发展中医药壮医药条例》由广西壮族自治区第十一届人民代表大会常务委员会第五次会议通过，自2009年3月1日起施行。该《条例》将充分发挥广西壮族自治区中医药、壮医药资源优势，促进中医药、壮医药事业发展，保护、促进中医药及民族医药的发展。

2008 年 12 月 1 日，《广西壮族自治区壮药质量标准（第一卷）》正式颁布实施。这是广西第一部由地方政府主管部门主持制定和颁布的壮药标准，填补了广西民族医药领域的空白，标志着几千年来壮药无技术标准依据的历史结束。

2011 年 6 月，广西壮族自治区人民政府正式出台《广西壮瑶医药振兴计划（2011—2020年）》，该计划提出：到 2015 年，建成以中医药为支撑的充分体现壮瑶医药特色优势的自治区壮瑶医医院。整理出版一批壮瑶等民族医药专著或教材，建立常用壮瑶药材地方质量标准，推动首批壮成药国家新药注册申报。促进壮瑶医药特色疗法全面推广，形成以壮瑶医医院、中医医院壮瑶医科、社区和农村壮瑶医药服务网点为支撑的壮瑶医药医疗与预防保健服务体系。到 2015 年，还要建成 1 个自治区级壮瑶医药博物馆，4 个地市级、28 个县级壮瑶医药文化宣传教育基地。到 2020 年，全区 60% 的城市社区卫生服务中心和乡镇卫生院设立壮瑶医科，80% 的中医医院设立壮瑶医专科。支持企业配合壮医的推广发展壮药饮片。在完善壮医药理论体系的基础上，力争尽快完成壮成药组方理论和标准，以便将壮成药推向市场。

2011 年 12 月 7 日，广西壮族自治区政府出台了《广西壮族自治区人民政府关于加快中医药民族医药发展的决定》（桂政发〔2011〕60 号）、《广西壮族自治区人民政府关于印发广西壮族自治区壮瑶医药振兴计划（2011—2020 年）的通知》（桂政发〔2011〕61 号）以及《广西壮族自治区人民政府办公厅关于印发广西壮族自治区中医药民族医药发展十大重点工程实施方案（2011—2015 年）》（桂政办发〔2011〕211 号）、《广西壮族自治区人民政府办公厅关于成立自治区中医药民族医药发展领导小组的通知》（桂政办发〔2011〕213 号）等加快中医药民族医药发展的重要文件。文件指出，加快发展中医药民族医药对于深化我区医药卫生体制改革、提高人民群众健康水平、加快转变经济发展方式、优化产业结构、促进独特的少数民族文化大发展和大繁荣、构建和谐社会，具有十分重要的意义。

2011 年 12 月 31 日，《广西壮族自治区壮药材质量标准（第二卷）》正式颁布实施。

2012 年 5 月 28 日，广西中医药壮瑶医药被广西壮族自治区列入医改项目。

2012 年 10 月 25 日，广西壮族自治区人民政府印发《关于建设广西壮药产业化工程院的实施方案》。该方案的实施将加强壮药产业化技术研发，为壮药产业化科学发展提供强有力的科技支撑。

第二节　民间壮医药的调查整理

一、民间壮医的调查研究

自 20 世纪 80 年代开始，广西逐步开展了对民间壮医理论、治法、方剂和文物等方面的调查，对壮医理论和临床进行了系统的挖掘整理。

1986 年 8 月，广西壮族自治区卫生厅在南宁召开全区少数民族医药古籍普查整理工作会议，决定有计划、有步骤地对全区少数民族医药人员进行普查登记，对民族医药的验方、单方、秘方及历史文物进行搜集整理。

此后有关单位组织专业人员，对数百种地方志、博物志、中医药著作、正史、野史及有关

NOTE

民族、民俗、考古等文献资料，涉及岭南及壮族地区的医药卫生记载，进行了初步搜集整理，并从医药卫生的角度对反映壮族古代社会生活的宁明花山崖壁画及靖西县壮乡药市等进行了实地考察，还对壮族聚居县市的民族医及民族医药古籍进行了考察和调查登记。

至 1990 年已对 51 个县进行了普查，共登记壮医等民族医生 3654 人；收集民族民间医药验方、秘方 11000 多条；民族医药古籍手抄本 197 部，如《痧症针方图解》《童人仔灸疗图》《此风三十六种》等；医药文物 44 件（处），如 1985 年广西武鸣马头乡出土的青铜浅刺针、1976 年广西贵港罗泊湾出土的银针、广西宁明花山崖壁画、忻城土司衙门署大夫第、宜山庆远民族医牌匾以及上林唐碑《智城洞碑》和《澄州无虞县六合坚固大宅颂》等。与此同时，研究人员还对流传于壮族民间的 40 多种治疗方法进行了发掘、整理、研究，主要包括草药内服、外洗、药罐、熏蒸、敷贴、佩药、角疗、药刮、灸法及针法等。

经过近 30 年工作，民间壮医药的调查整理工作取得了丰硕的成果。发表了大量的壮医药学术论文，出版了《壮医针挑疗法》《壮医药线点灸疗法》《常见病民间传统外治法》《观甲诊病》《壮医药线点灸疗法临床治验录》《发掘整理中的壮医》《广西民族医验方汇编》《实用壮医内科学》《中国壮医针灸学》《壮医特色疗法》等壮医药专著，编写出版了广西壮医药高等本科教育首套教材。一批研究成果获奖，如《中国壮医针灸学》获第十六届广西优秀图书奖一等奖，《实用壮医内科学》获广西优秀科普作品二等奖；"壮医药线点灸疗法"获广西卫生科技进步一等奖和国家中医药管理局科技进步二等奖，并于 2012 年获批为第三批国家级非物质文化遗产；"壮医针灸的理论与临床研究""壮医毒论的理论创新与临床应用研究"获广西科学技术进步奖二等奖；"壮医理论体系构建与应用"获首届民族医药科学技术进步奖一等奖。这些成果为壮医药的进一步发掘、整理和研究奠定了坚实的基础。

二、民间壮药的普查整理

20 世纪 50 ～ 90 年代，广西区政府先后多次组织专业人员开展了包括壮药在内的中草药和民族医药普查工作。1987 年普查结果显示，广西境内的中草药达 4623 种之多，居全国前列。同时，编写出版了多部广西本草著作，各地县还编写了不少地域性的医药小册子。

《广西本草选编》于 1979 年 5 月出版，收载了广西常用的民族药、中草药 1000 多种。全书按科属顺序排列，除正名外，还对当地群众习称的俗名亦予收录；对每种药的识别、采集加工、功用、用法作了扼要的叙述；对部分药物形态、类似品种或效用近似者之鉴别以及药物成分、药物试验、中毒解救等亦有说明。书后还选录了经临床验证疗效较好的处方 544 首。

1978 ～ 1979 年，广西全区开展民族医药普查工作，编写了《广西民族药简编》一书，收载民族药 1021 种，其中壮族民间常用药 600 多种。广西药用植物园编写的《药用植物名录》和广西中医药研究所编的《广西药用植物名录》，收录的药用植物达 3623 种，其中包括大量的壮药。广西中医药大学林吕何副教授编著的《广西药用动物》收载动物药 125 种。方鼎等编的《壮族民间用药选编》收载壮族民间常用药 500 多种。

为了进一步发掘、整理壮药，广西民族医药研究所成立了专门的民族药研究室，编写了《实用壮药学》。至 1990 年，广西民族医药研究所采制民族药标本达到 2076 份。

第三节　壮医药学术体系的建立

壮医药虽然在历史上没有形成系统的理论体系，但这并不意味着壮医药缺乏理论基础，只不过是出于种种原因一直没有人对其进行归纳、整理和提高。随着对壮医药的发掘和深入研究，研究人员对壮医药有了飞跃性的认识，并对之进行整理、归纳，总结出较为完整的壮医药学术体系。

一、壮医理论体系的建立

1995 年 5 月下旬，由广西民族医药研究所、广西中医学院主办的首届全国民族医药学术交流会在南宁召开，广西民族医药研究所所长、壮医药学专家黄汉儒主任医师在会上宣读了"壮医理论体系初探"一文，首次向全国民族医药专家阐述了壮医理论体系的框架和轮廓，受到与会代表的广泛重视。该文后来进一步完善著成"壮医理论体系概述"一文，对壮医理论进行了全面的归纳和整理，使之系统化，并于 1996 年发表，得到了民族医药界同行的认可。该理论体系 1997 年被收载于由陈士奎、蔡景峰主编、中国中医药出版社出版的《中国传统医药概览》中，确立了壮医药的学术地位。黄汉儒主任医师在其后的《壮族医学史》和《中国壮医学》两部壮医学专著中，进一步对壮医理论体系进行了全面论述和系统构建，奠定了壮医学的理论体系。壮医理论体系的要点如下：

（一）强调"阴阳为本，天、地、人三气同步"的天人关系观

阴阳，是壮族人民对宇宙中既相互联系又相反相成的事物和现象双方属性的概括。"阴阳为本"就是"阴阳为本源""阴阳为根本"之意。壮族先民认为，万变皆由阴阳起，阴阳的存在及运动变化是天地万物运动变化的本源，阴阳的运动变化是天地万物普遍存在的一种客观现象。就人体而言，人体生理病理的各种变化、各种药物及治疗技法所起的作用、疾病的转归等，都是人体内部阴阳运动变化的结果。

壮医"阴阳为本"的理论关键在一个"本"字，核心在于平衡。阴阳运动变化为天地万物之"本源"，"平衡"是天地万物普遍适用的自然法则，阴阳运动必须保持一种动态的平衡，过与不及都是一种偏态，这是天地万物维持正常有序状态的本源。

壮医在对天地和人体生理病理现象认识的基础上，逐渐产生了天、地、人"三气同步"的思想，以此说明人与天地之间的相互关系及人体内部之间的相互关系。其主要内含括以下方面：

1. 人禀天地之气而生，为万物之灵　人和万物一样，都是天地自然之气的产物，但人是自然界最宝贵、最重要的生灵，与万物不同的是人能"应四时""知万物"，人类活动具有主动性、目的性和创造性。

2. 人的生命活动受天地之气涵养和制约　人气与天地之气息息相通，人类产生于自然界，自然界为人类的生存提供必要的条件，人的生理活动随着天地运动和自然条件的变化而发生相应的变化，故自然万物有生、长、收、藏的运动，人类则有生、长、壮、老的生命周期。

3. 天地之气为人类生存造就了一定"常度"　天地自然的运动是不断变化的，日夜小变化，四季大变化，是为正常变化；地震、火山、台风、洪水、陨石雨等则是异常变化，是为灾变。人作为万物之灵，对天地之气的变化有一定的主动适应能力，如天黑了会引火照明，天热了会出汗，天冷了会加衣被，洪水来临会登高躲避等。对于天地之气的变化，人如能主动适应，就可维持生存和健康的"常度"；如不能适应，就会受到伤害并导致疾病的发生。

4. 人体是一个小天地　人体是一个小天地，是一个有限的小宇宙单元，上部为天（壮语称为巧），涵盖头面五官等；下部为地（壮语称为胴），涵盖腹部器官及下肢等；中部为人（壮语称为廊），涵盖胸部器官及上肢等。人体内三部之气保持同步运行，制约化生，就能维持正常的生理机能和生命活动。总体来说，天气主降，即属天部的器官组织在结构与功能方面向下与人部、地部的器官组织构成联系；地气主升，即属地部的器官组织在结构与功能方面向上与人部、天部的器官组织构成联系；人气主和，即属于中部的器官组织既向上与天部的器官组织构成联系，也向下与地部的器官组织构成联系。只有天、地、人各部的器官组织协调制约，总体处于"同步"的状态，才能维持正常的生命活动。

（二）以"脏腑气血""三道""两路"学说构成生理病理理论

1. 脏腑气血学说　壮医没有明确的"脏"与"腑"的区分，笼统称为内脏或脏腑。内脏生理功能之间的平衡协调是维持机体内环境相对恒定的重要保证；同时，通过内脏与形体诸窍的联系，维系着体内外环境之间的相对平衡与协调。气（嘘）、血（勒）是内脏功能活动的产物，它的生成和代谢有赖于脏腑、三道两路等组织器官的生理活动；气（嘘）、血（勒）也是内脏功能活动的物质基础，脏腑、三道两路等组织器官的生理活动，依靠气（嘘）的推动和温煦营养，血（勒）的濡润和滋养。

2. 三道两路学说

（1）三道：即谷道、气道、水道，是维持人体生命活动的营养物质的化生、贮藏、运行以及糟粕排泄输布的通道。

谷道（壮语称为"条根埃"）是食物进入人体并得以消化吸收之通道，为饮食物消化吸收及精微输布之通道，也是糟粕排泄之道路。谷道上连口腔、咽喉，中有食道和胃肠，下接肛门，贯通人体的天、地、人三部，且与大自然直接相通，是化生气血的主要场所。

气道（壮语称"条啰嘿"）是人与大自然之气相互交换的通道，是人体一身之气化生、输布、贮藏之处所。其主要功能是进气和出气，也就是吸入自然界清新之气，呼出人体内的浊气，实现人与自然的气体交换。气道的进出口在鼻口，交换的枢纽主要在肺。

水道（壮语称"条啰林"）是人体内水液化生、贮藏、运行、输布和排泄的通道。壮医所称的水道既指有形的水液运行的道路，如尿道和汗孔等，也指体内无形可见的水液输布的道路。水道调节的枢纽在肾与膀胱，进水之道主要在谷道，出水之道主要在尿道和汗孔。

三道各司其职，分工合作，故生理上互相配合，密切联系；病理上常可相互影响，疾病相互传变。

（2）两路：指龙路与火路，是壮医对人体内虽未直接与大自然相通，但却是维持人体生机和反映疾病动态的两条极为重要的内封闭通路的命名。龙路，也称之为血脉、龙脉、红路，壮语称为"啰隆"，是制约血液在人体内运行的通路，其功能主要是为全身脏腑组织输送营养。龙路有主干线，有支脉和网络，遍布全身，循环往来，其中枢在心脏。火路在人体内为传感之通道，用现代语言来说也可称"信息通道"，其中枢在"巧坞"。火路同龙路一样有干线及网络遍布全身，使正常人体能在极短的时间感受外界的各种信息和刺激，并经中枢"巧坞"的处理，迅速做出反应，以此来适应外界的各种变化，实现"三气同步"的生理平衡。

人体内存在龙路与火路系统，这两个系统在人的生命过程中有重要作用。两路的作用不仅存在于正常的生理活动过程中，也反映于病理变化的过程之中，还在防治疾病方面发挥着重要作用。在生理方面有运行气血、协调阴阳的功能；在病理方面有抗御外邪、反映证候的作用；在治疗疾病方面有传导信息、调整虚实的功能。

（三）在病因病机上认为"毒""虚"致百病

壮医认为毒是引起疾病的主要原因，毒进入人体后是否发病、病情的轻重以及预后等，与毒的强弱、人体对毒的抵抗力（是否"虚"）和自身的解毒能力有密切的关系。

（四）在诊法上强调数诊合参、突出目诊

壮医诊断方法主要有望、询、问、按四大类，每一种诊法都各有自身特点和最佳适用指征，故强调要掌握多种诊断手段，临床上合参运用。壮医对目诊极为重视，认为眼睛（壮语称为"勒答"）是天、地、人三气的精华所在，人体脏腑之精皆上注于目，因此眼睛能包含一切、洞察一切，也能反映百病。

（五）在治疗原则上强调"调气解毒补虚"

壮医治则是指壮医在治疗疾病时所遵循的基本法则。在诸多治则中，壮医强调调气、解毒和补虚。

调气是通过各种具体的治疗方法，如针灸、拔罐、引舞、气功、药物等，调节、激发或疏理人体气机，从而达到治疗目的。调气主要适用于治疗气滞、气逆、气陷、气闭、气脱等气机运行紊乱以及气虚等与"气"相关的疾病。

解毒是通过药物或其他手段驱除毒邪以达到治疗目的，主要用于各种中毒的治疗以及一些无形之毒引起的毒病。根据毒的性质、特点、毒性的大小、毒的种类，壮医采取不同的解毒方法，其解毒的方法多种多样。

补虚是用有滋补作用的食物、药物或其他疗法，治疗虚弱性疾病，以达到补虚的目的。壮医补虚治则主要适用于虚病，包括补气、补血、补精、补津液、补阴、补阳等。

（六）对病名的认识概括为痧、瘴、蛊、毒、风、湿六大类

据文献记载及实地调查资料，壮医病名达数百种之多，其中不少独具浓郁的民族特色和地方特色。壮医辨病重在辨痧、瘴、蛊、毒、风、湿六大类。

（七）临床主张辨病与辨证相结合，以辨病为主

壮医在长期临床实践中认识到，主症是疾病都有的某些特征性临床表现，是与其他病进行鉴别诊断的依据，这就是辨病。壮医辨证是在辨病的基础上，重在辨阴证（寒证）和阳证（热证），兼辨虚证和实证。辨病是决定治疗原则的主要依据；辨证则是处方用药的进一步具体化，如选择寒性或热性的药物，选择补虚或泻实的治法。

（八）治疗分内治、外治两大法，外治法内容丰富多彩

壮医在长期的临床实践中总结出了许多行之有效的治疗方法，主要分为内治和外治两大治

NOTE

法。壮医对一般病证单用外治法治疗，有些病证采用外治法配合内治法，较少单独使用内治法。其外治法内容丰富，包括针法、灸法、熏蒸法、敷贴疗法、点穴疗法等。

二、壮药体系的建立

由于种种原因，广西的民族药资源一直被当作普通中草药资源对待，对它的民族特色和地方特色，以及在民族医药理论和经验指导下临床应用的特点，没有进行深入、科学的研究和界定。

20世纪90年代，广西中医学院（现广西中医药大学，以下同）黄瑾明、赵一、许学健、周子静和广西民族医药研究所陈秀香、钟鸣、黄瑞松等学者，在国家中医药管理局科研基金的支持下，经过艰苦细致的科学考察，对壮药新资源、新产品的研究取得了不少成果。21世纪初，广西中医学院朱华、蔡毅、韦松基等专家在自治区药监、卫生等政府部门及广西中医学院党政领导的大力支持下，承担了壮药质量标准研究的重大科研课题。他们查阅了大量相关资料，并进行了细致的实地调查，在壮医药理论的指导下，运用现代的科学方法和手段，对常用壮药首次进行了系统的发掘整理和规范研究，编著了《中国壮药原色图谱》《常用壮药生药学质量标准研究》《中国壮药志》（第一卷）。这三部专著经国家食品药品监督管理局、国家新药评审委员会、国家药典委员会等的专家们评审，认为填补了国内空白，达到国内同类研究领先水平。

《中国壮药原色图谱》《常用壮药生药学质量标准研究》《中国壮药志》（第一卷）从2000多种壮药中遴选出200多种疗效确切、应用广泛的壮药，利用现代植物分类学、现代生药学鉴定的方法，进一步确定壮药的来源，包括科、属、种、汉文名、壮文名、拉丁名、英文名等，对每种壮药的生境分布、药材性状、组织结构、粉末特征、理化鉴别、化学成分及功效主治进行了定性定量测量和描述。2002年12月8日，广西壮族自治区科技厅组织的专家鉴定委员会一致认为这三部壮药专著各有侧重，互为补充，构成了壮药质量标准的基本体系，体现了壮药质量标准研究的民族特色和地方特色，结束了壮药没有专著和系统文字记载的历史，具有里程碑式意义。

2005年，梁启成、钟鸣主编的《中国壮药学》出版。《中国壮药学》以壮医学的理论体系为指导，遵循壮族地区的习俗，收录常用壮药500种，配以彩色图谱。该书着重介绍了壮药学的历史渊源、发展概况、基本规律，从命名原则、鉴定、性味、功用、采集、加工、炮制、配伍、禁忌等方面，全面阐述壮药基本理论，分析当前研究开发壮药的有利因素和困难，对开发壮药和壮药制剂进行了探讨。该书还分类介绍了壮药，内容包括来源、分布、动植物形态、性能主治、临床应用和现代化研究。

2008年12月1日，《广西壮族自治区壮药质量标准（第一卷）》经广西壮族自治区人大常委会讨论通过，正式颁布施行。该标准共收载壮药材品种164个（其中植物药145种，矿物药3种，动物药10种，提取物6种），并对95个壮医药常用相关理论名词术语进行了规范化表述。该标准的颁布实施填补了广西民族医药领域的空白，是广西第一部由地方政府主管部门主持制定和颁布的壮药标准，标志着几千年来壮药无法定技术标准依据的历史结束，对实现壮药以及民族医药的规范化、标准化、现代化管理将产生积极的作用和深远的影响；也将为壮药生产、流通、使用、检验、监督管理等有关单位对壮族地方习用壮药材质量进行监督、检验提供了法定技术依据，确保壮药的安全、有效、质量可控，更好地为民族医药事业和壮药产业的发展服务。

2011 年 12 月，《广西壮族自治区壮药质量标准（第二卷）》正式刊发，共收载壮药品种211 种（其中植物药 193 种，动物药 14 种，其他类药 4 种），其中对水银花等 74 个品种进行了较全面的质量研究，大幅度地提高了质量标准水平。

《中国壮药学》和《广西壮族自治区壮药质量标准》的出版，壮药质量标准的建立，标志着壮医药体系初步形成，丰富和增补了我国民族医药体系，对壮药能列入国家正式批准生产的民族药序列具有重要意义。

第四节　壮医药的全面发展

新中国成立以来，党和政府高度重视民族医药发展，尤其是改革开放以来，随着科技的进步和发展，在国家有关部门的关心和支持下，壮医药的各方面研究全面展开。

1984 年第一次全国民族医药工作会议以来，广西先后成立了广西民族医药研究所（院）、广西壮医医院、广西中医学院壮医药学院等省区级壮医医疗、教育和科研机构；在全区开展了大规模的壮医药普查整理工作，经过多年的整理研究，壮医理论于 2002 年通过了主管部门组织的权威专家鉴定。2008 年，经卫生部医师资格考试委员会批准，壮医执业医师资格考试逐渐铺开，这意味着历史悠久的民间壮医终于拥有了"合法身份"。同年 12 月，广西壮族自治区颁布施行《广西壮族自治区壮药质量标准》，该《标准》的制定和颁布，为壮医药的研发、生产、监管等环节提供了法定的质量技术依据。经过多年来对壮医药的整理研究，壮医药的专业科研队伍逐步形成，壮医药的临床医疗、教育和科研等各方面工作不断发展。

一、壮医医疗

壮医医疗机构的创建始自 20 世纪 80 年代。1985 年 4 月，经广西区卫生厅批准，我国第一家壮医门诊部在广西中医学院本部正式开诊，著名壮医药线点灸疗法专家龙玉乾、已故著名壮医挑针专家罗家安、著名壮医杂病专家郭庭璋等曾应聘于该门诊部工作。罗家安老壮医还在这里受到时任卫生部部长崔月犁同志的亲切接见。

1986 年 6 月，广西壮族自治区党委、广西壮族自治区人民政府决定将南宁地区人民医院改建为广西民族医院，并将广西民族医药研究所和广西民族医院列为庆祝广西壮族自治区成立30 周年大庆重点建设项目。

此后，广西崇左市成立了我国第一家壮医医院——左江壮医医院，广西融水、金秀、大新、天等、龙州、环江、罗城、马山、隆林等县也相继成立了民族医院，并开设壮医科。

进入 21 世纪，一些规模较大、水平较高的壮医医疗机构相继成立。2002 年 12 月 20 日，我国第一所省级壮医医院——广西壮医医院在南宁正式挂牌成立。2007 年 10 月，崇左市中医医院更名为崇左市中医壮医医院。2011 年 3 月，南丹县壮医医院成立。

作为广西壮族自治区成立 60 周年重大公益性项目的广西国际壮医医院（广西中医药大学附属壮医医院）于 2016 年 8 月 4 日获得广西发改委立项批复。2016 年 2 月 28 日上午，广西

NOTE

国际壮医医院（广西中医药大学附属壮医医院）项目开工仪式在项目所在地南宁市五象新区秋月路隆重举行。广西国际壮医医院（广西中医药大学附属壮医医院）拟建成以壮、瑶等民族医药为特色，中医药为基础，现代诊疗技术为支撑，集医疗、预防、保健、康复、教学、制剂、民族医药文化传承和国际交流为一体的、壮族文化特色浓郁的综合性现代化国际医院。项目位于南宁市五象新区平乐大道和秋月路口东北侧，占地面积 300.10 亩，总建筑面积为18.7575 万平方米，开设床位 1000 张，计划总投资 15.56 亿元，计划于 2018 年 10 月竣工交付使用。

二、壮医教育

由于历史上的种种原因，壮医的教育和传授长期以来主要依靠口耳相传、手把手教，书面记载极少，更谈不上系统正规的学习。例如老壮医罗家安在其家乡德保县曾带过几十名徒弟，目前主要由其大徒弟——年过花甲的农大丰老壮医继承其衣钵，尚可称后继有人；而有不少老壮医由于没有好的传人和高徒，一些绝招医技、验方、秘方濒于失传，这严重限制了壮医药的发展应用。因此，广西在发掘整理壮医药的过程中，十分注意人才的培养和名老壮医宝贵学术经验的抢救。自 20 世纪 80 年代以来，各种壮医药培训班、学习班应运而生。如广西中医药大学先后举办了 30 多期壮医药线点灸疗法学习班、函授班，学员来自全国 28 个省（区）和法国、澳大利亚、新加坡、泰国等国家；广西民族医药研究所培训部、广西百色地区民族医药研究所、靖西县先后多次举办壮医培训班；忻城、宜山、大新等县举办了乡村民族医生学习班。1994 年，靖西县还将原壮医培训部改建成靖西壮医药学校；广西民族医药培训部在广东茂名开设了分部；1988 年，百色地区民族卫校增设了壮医课程。

（一）广西民族医药研究院

广西民族医药研究院是卫生部授权负责组织实施壮医执业医师考试的单位，开展了壮医执业考试考前培训和新农合民族医药骨干培训，是自治区卫生厅的民族医药特色诊疗技术的定点培训单位。研究院有专兼职专家教授 60 多人，实习基地（医院）20 多家。办学 20 年来，学员遍及全国 30 个省、市、自治区及亚洲、欧洲等国家和地区，共开办了 80 多期民族医药培训班和函授班，共培训学员 6000 多名。

（二）广西中医药大学

1984 年 11 月，广西中医学院成立了壮医药研究室，班秀文教授被任命为室主任。1985 年，第六届全国人大代表、广西中医学院壮医研究室主任班秀文教授招收了我国医学史上第一批壮医史研究生，并承担了广西区卫生厅下达的壮医研究课题。壮医史研究生的培养既扩大了壮医队伍的建设，也提高了壮医队伍的素质，有力地促进了壮医药事业的发展。

2002 年，广西中医学院开始招收中医学专业壮医方向本科生，壮医药的教育正式纳入普通高等本科教育的轨道，对壮医药的发展、提高和推广普及有很大的促进作用。

2005 年 4 月，广西中医学院在壮医药研究所、壮医药教研室的基础上正式成立壮医药系，并于 2005 年 10 月正式更名为壮医药学院。2012 年 3 月广西中医学院更名为广西中医药大学后，广西中医学院壮医药学院也随之更名为广西中医药大学壮医药学院。广西中医药大学壮医药学院是我国唯一培养壮医药高级专门人才的高等教育基地，同时也是壮医药理论挖掘整理、传承创新及壮医临床技能和壮药新药研究开发的科研基地，现有民族医学专业硕士研究生和壮医专业本科两个人才培养层次；有专兼职教师56人，其中高级职称48名，硕士生导师30名；博士学位教师8人；外籍客座教授5人，名誉教授2人；学院设有壮医基础理论教研室、壮医临床教研室等5个教研室，有实验教学示范中心1个，其中壮医药实验教学中心共有10多间独具特色的实验室，各类仪器设备价值500多万元。

三、壮医科研

（一）科研机构的建立和发展

1985年5月31日，经广西壮族自治区人民政府和国家科委批准，我国首家省区级民族医药科研机构——广西民族医药研究所在南宁成立，并被列为广西壮族自治区成立30周年重点建设项目。1993年2月，中国中医研究院决定将该所作为研究院的民族医药研究基地，加挂"中国中医研究院广西民族医药研究所"的牌子。2009年6月，经自治区机构编制委员会和自治区卫生厅批准，更名为广西民族医药研究院。研究院的主要研究方向和任务是对我国南方的壮、瑶等民族医药进行发掘整理和研究提高。院内设有临床部（现已改为附属医院）和壮医临床研究室、壮医基础理论研究室、瑶医研究室、民族药研究室等业务科室。经过近30年的发展，目前该院占地面积20亩，业务用房10000多平方米，有专家及技术人员200多人（其中正高职称10多人，副高职称30多人，中级职称50多人），定编床位100张，固定资产总值1025万元，承担和完成国家和省部级科研课题200多项，多项科研成果已通过专家技术鉴定并获科技进步奖等多项奖励，产生了较好的社会经济效益。

1995年4月，广西中医学院在原来壮医研究室、壮医门诊部的基础上，成立了广西中医学院壮医药研究所，壮医专家黄瑾明教授被任命为所长。该所为壮医药线点灸疗法的发掘整理和推广应用做出了突出的贡献。

2006年11月，广西中医学院民族医药研究与发展中心成立。

2008年5月，广西中医学院正式成立壮医药学院，成为挖掘、整理、研究和继承壮医药优秀遗产及培养壮医药高级专门人才的教学、科研基地。

此外，壮医科研机构还有广西柳州地区民族医药研究所、广西百色地区民族医药研究所、壮药研究基地——广西药用植物园等。这些科研机构以民族民间医药的发掘、整理为己任，以提高民族医药学术水平、促进民族医药事业的发展为宗旨，以使民族医药更好地为全国各族人民乃至世界人民卫生保健服务为目的，做了大量的普查、发掘、整理、研究工作，并已取得成效，发挥了积极作用。

（二）壮医医史文献的整理研究

20世纪50年代末期，有部分学者尝试以个人的努力对壮医药进行挖掘、整理，并取得可喜成就。如广西柳州地区人民医院覃保霖对壮医陶针疗法进行发掘、整理，在《中医杂志》1958年第3期发表了"壮医陶针考"一文，并于1959年由人民卫生出版社出版了《陶针疗法》一书，书中绘制了常用的陶针穴位图谱，并详细列出各种疾病的治疗方法。1981年，覃保霖在《中华医史杂志》第4期发表了"壮医源流综论"一文，对壮族的医药史进行了初步的探讨。1979年，广西桂林铁路医院苏汉良对流传于柳州、河池地区的壮医脉诊法进行初步整理，在《铁道医学》1979年第6期发表了"壮医民间脉诊的探讨"一文。上述关于壮医的早期研究属于自发的性质，由于缺乏组织，所以范围不够广，研究亦未能深入。

1989 年以来，广西有关部门有计划、有步骤地对广西民族民间医药进行挖掘整理，搜集整理了大量有关岭南特别是壮族地区医药卫生的历史文献和文物，从医药卫生的角度对反映壮族古代社会生活的宁明花山崖壁画及靖西县壮乡药市等进行了实地考察，收集民族民间医药验方、秘方 11000 多条，对流传于壮族民间的草药内服、外洗、药罐、熏蒸、敷贴、佩药、角疗、药刮、灸法及针法等 40 多种治疗方法进行了发掘、整理、研究，取得了丰硕的成果。据不完全统计，至 20 世纪 90 年代后期，发表的有关壮医药的论文上百篇，出版了多部壮医药专著。1988 年由民族出版社出版的百余万字的巨著《壮族通史》，为壮医尤其是壮医史的研究提供了可参考依据。由广西人民出版社出版的《壮族百科辞典》及中国中医药出版社出版的《中国传统医药概览》也收录有壮医药篇章。

（三）壮医基础理论的整理研究

在调查研究和整理文献的基础上，诸多机构和专家学者广泛深入地开展壮医理论的研究，内容涉及壮医的天人自然观、生理病理观、病因病机论、诊断特色、治疗原则、辨证和辨病等基础理论，发表了大量高水平的论著。其中，黄汉儒等编著的《中国壮医学》和《壮族医学史》系统地探讨了壮医药学的起源、形成、发展过程和发展规律，对壮医理论体系进行了全面论述和系统构建，奠定了壮医学的理论体系，结束了壮医药在历史上没有理论专著的历史，同时也说明壮医药学术在理论体系、药物研究、诊断方法、临床应用和实验研究等方面都获得了长足的发展。

20 世纪 50 ～ 90 年代，壮药研究主要是品种调查，并对药物形态、识别、采集加工、功用、用法、临床应用、成分、中毒解救等做了简要的叙述。

21 世纪初以来，壮药研究得到了政府和学者的高度重视，一些重大项目开始实施，科研成果不断涌现，学术专著先后问世，研究重点在理论体系、质量标准、有效成分、种植加工、临床应用和新药开发等方面，更加重视壮医药理论的指导作用，达到了相当高的学术水平。主要代表著作有朱华等主编的《中国壮药原色图谱》《常用壮药生药学质量标准研究》《中国壮药志》（第一卷）以及梁启成、钟鸣主编的《实用壮药学》等多部专著。

（四）诊断方法的研究

壮医除了有与中医相同的望诊、问诊、闻诊、切（脉）诊等诊断方法外，还有许多本民族的独具特色的诊法，现已挖掘、整理了目诊、甲诊、腹诊、指诊等，内容丰富多彩且有实用价值。近些年来，随着挖掘整理的深入，诊法的研究取得了一定的进展，尤其是目诊、甲诊研究已取得一定的成就。

1. 目诊　目诊是"观目诊病"的简称。壮医目诊把人体的各个部位、器官按照特定的规律划分放入白睛（巩膜）和黑睛（虹膜）相应的位置，通过目诊形成精细的"微诊系统"。通过观察眼睛的色泽、形态以及白睛上脉络的细微变化、黑睛的异常信号，来判断疾病的位置、病因、病性和预后。壮医药工作者经过近 20 年的研究、总结、创新，对壮医目诊的理论、适应范围、优势病种、器具、观测方法进行不断的摸索和完善。相关研究表明，壮医目诊对消化性溃疡、子宫肌瘤、甲状腺功能亢进、腰椎间盘突出症等诊断有独到的特色，整理了该诊法对临床 200 多种疾病的诊断方法。2010 年 6 月，由广西民族医药研究院等单位承担的科研项目"壮医目诊诊断技术规范与应用研究"通过广西壮族自治区科技厅的鉴定，为壮医目诊的临床应用和推广奠定了基础。

2. 甲诊　壮医认为龙路、火路网络在爪甲部位分布较多，爪甲的不同颜色、形状变化可以反映人体三道两路的变化，通过观察甲体、甲床、月痕、甲襞等部位的形态、质地、色泽的变化，可判断病性、病位及疾病预后和转归。因而壮医临证上重视甲诊，并积累了丰富的诊察指甲与甲象的临床经验，出版了专著《观甲诊病》并发表了若干论文。

已知的壮医甲诊辨证分类有本色甲、葱管甲、蒜头甲、鱼鳞甲、瘪螺甲、鹰爪甲、匙形甲、扭曲甲、嵴棱甲、横沟甲、软箔甲、粗厚甲、竹笋甲、脆裂甲、胬肉甲、萎缩甲、暴脱甲、白色甲、红紫甲、紫绀甲、蓝色甲、黄色甲、黑色甲、斑点甲、疰蚀甲、啮缺甲、肘瘢甲等。除本色甲外，每一种甲象都各有所指，提示一种或多种病证的存在及轻重缓急情况。壮医甲诊对常见病、多发病及疑难病有重要的辅助诊断作用。

（五）临床应用研究

千百年来，尤其是在汉医、西医还未传入壮族地区的年代，壮医药是壮族民众防治疾病的主要手段，简便灵验的壮医疗法至今在贫穷落后的壮族乡村仍然发挥着积极的作用。随着壮医药挖掘整理与研究的开展，人们对壮医药的认识也更加全面深入，壮医药临床实践不断丰富提高，广泛应用于临床诊治，并取得较好的效果，展示了其良好的应用前景。

1. 内治方法　壮医传统方剂组成有补、消、运、行、通、导、摄、清、制、化等10大类，既从整体考虑，又注意局部病变，临证喜用鲜草药。临床研究报道表明，壮医方药内服可广泛用于临床各科疾病的治疗且疗效确切。如龙锦良用壮医验方"四生汁"治疗药物性溶血，葛槐发用李才魁经验方"外感风痧饮"治疗痧症，唐奇标自拟"牛角三胎散"治疗乙肝，杨永俊用流传于壮族民间治疗消渴病的验方"肾蕨功劳汤"治疗2型糖尿病，钟丽雁等用壮药基本方治疗干燥综合征，李凤珍等用壮药治疗痛风慢性期等，都取得了较好的效果。

2. 外治方法

（1）壮医药线点灸疗法：壮医药线点灸疗法是采用经过药物炮制的芒麻线，点燃后直接灼灸患者体表的特定穴位或部位以治疗疾病的一种方法。本法疗效确切，灸时无痛苦，灸后无瘢痕。凡属于畏寒发热、肿胀、痿痹、疼痛、麻木、瘙痒等疾病，均可单独或配合应用本法治疗。临床研究报道表明，本法对感冒、咳喘、血管性头痛、眩晕、面瘫、痹证、呃逆、带状疱疹、慢性湿疹、流行性腮腺炎、疔肿、流行性出血性结膜炎、睑腺炎、乳痈、乳腺小叶增生、痛经，以及小儿厌食症、小儿哮喘、小儿腱鞘积液、小儿疳积等各科病症有较好的疗效。据不完全统计，至今直接参加本疗法学习的学员超过10000人，分布在全国20多个省、市、自治区以及12个国家和地区，全国已有300多家医疗单位推广应用本疗法。

（2）壮药涂敷：壮医常用鲜药外敷或制成药膏、药粉外用治病，对跌打损伤、痔疮、皮肤病、风湿痛等有显著效果。据临床报道，梁安贤用乌贼骨等治疗沙眼、用鲜鸭跖草茎液体治疗睑腺炎，覃必志应用祖传单方目瞄菜籽油瓶口方法治疗睑腺炎，何最武等用自拟"无花消痔散"治疗痔疮，杜娟娇用自制壮药"金黄膏"涂抹患处治疗急性痛风性关节炎，均有较好的疗效。

（3）针挑疗法：该法是在病者的患部或背后相应穴位先用右手中指背部刮划该处皮肤，待局部隆起后，在隆起线两端各挑1～3针使之稍出血，或挑出皮下纤维。研究人员通过实验和临床研究证明，壮医针挑疗法可以调节人体免疫功能，具有调理气血、调整脏腑、疏经通隧、扶正祛邪的功效，可以治疗哮喘、痛风、颈椎病、各种痛症、慢性胃炎、痧症等 80 多种病症。如黄振兴治疗顽固性头痛，覃必志治疗痔疮，莫乃金治疗软组织损伤，王柏灿用壮族罗氏针挑术加药棉烧灼灸治疗面瘫，乐小燕等治疗原发性甲状腺功能亢进。

（4）温刮缚扎刺法：该疗法是医者在患者暴露的胸背部及上肢均匀地刮皮肤至微红润，然后用纱布自肩绕缚扎至距指端 2～3cm 处，用三棱针放血少许，松开纱布按摩缚扎处 3 分钟，接着用烘热的桐油擦胸口、足心，最后艾灸之。这是一种治疗痧症的常用疗法。如罗连登采用温刮缚扎加针刺治疗痧症 108 例，痊愈 86 例，有效 20 例，无效 2 例。

（5）四方木灸法：本法是取四方木皮 500g，战骨 500g，红花 100 克，加入 60%～70% 乙醇 300mL 浸泡 15 天，取出四方木皮晒干备用。药液经过滤去渣即为"治骨酊"。使用时用纱布 2～3 层浸湿治骨酊后平敷于病位，并盖厚皮纸一张，将四方木皮烧至全层 1/2 着火，叩打在厚皮纸上，叩打至局部发热、纱布药液干为合适。如冯礼华等用本法治疗骨质增生 583 例，显效率为 70.5%，总有效率 95.9%。

（6）壮医鲜花叶透穴疗法：本法是将鲜花或鲜叶置于所选治疗穴位上，用燃线香或点燃的药根枝隔花叶灸灼，通过鲜花芳香之气、绿叶浓厚之味而达到调节脏腑功能的一种疗法。覃保霖等用本法治疗痹证 200 例，治愈率为 82%，总有效率为 95%。

（7）水火吹灸疗法：本法专用于治疗疖肿。将清水喷淋于疖肿面上，然后用艾条对着疖肿熏灸，一边灸一边用嘴对着肿面吹风，待肿面水干后再喷再灸，反复数次。如杨永俊用水火吹灸合狐胆涂抹治疗疖肿 34 例，对照组用青霉素肌注治疗 28 例，结果对照组治愈时间平均为 3.178 天，吹灸狐胆组治愈时间平均为 2.715 天，两组比较有显著性差异（$P<0.01$）。

（8）壮医熨浴疗法：本法是将药物装入布袋包好，放入水加热煎煮后，将药布袋趁热（以不烫起泡为度）反复熨烫患处或特定部位，然后用药水浸洗的一种方法。本法具有祛风湿、活血舒筋、散寒止痛、祛瘀消肿的作用，是治疗痹证的有效方法之一。如吕琳等治疗痹证 109 例，总有效率达 91.47%；曾振东等治疗类风湿性关节炎 42 例，总有效率 83.33%。

（9）壮药外洗（熏洗）疗法：本法采用多种药物煎水洗浴或熏蒸，以治疗外感、内伤、风湿、麻痹、急痧等病证。如农支用壮药走马箭全身熏洗配合敷脐治疗小儿急性肾炎 30 例，有效率达 96%；黄崇巧等自拟"消痒洗剂"治疗女阴瘙痒症 106 例，治愈率达 78.3%，总有效率 99.1%；黄瑞松等利用大风艾等壮药研制成"童热清浴剂"，治疗小儿外感发热 120 例，治疗 2 天内总有效率为 90.8%；吴振东等采用壮药熏洗法治疗创伤性骨化性肌炎 178 例，总有效率达 98.3%。

（10）壮医药罐疗法：本法先取药水煎，煮沸后将事先制备好的竹罐投入药液中同煮 10 分钟左右，用时捞出竹罐，甩净竹罐里的水珠，迅速将其扣于特定的部位，1～10 分钟取下，用三棱针轻刺 1～3 针，再取热竹罐扣上，取罐后可用浸泡于煎液中的温药巾热敷。本法是在传统拔罐负压疗法作用的基础上，结合药物和针刺放血疗法而形成的一种独特的传统疗法。如陈秀珍等治疗痹证 133 例，总有效率达 93.5%；吴云益等报道治疗腰腿痛 320 例，临床治愈 186 例，显效 72 例，好转 59 例，无效 3 例，总有效率 99%；宋兴武等治疗顽固性感冒后咳嗽 2 例，三诊后症状即消失，疗效显著。

（11）壮医火功疗法：本法是将经过特制药酒加工炮制的植物藤茎点燃后取暗火，隔纸按压体表腧穴或患部来治疗疾病的一种方法。本法有行气活血、祛瘀散结的作用，对风寒湿痹、痿证、痛证、乳腺小叶增生等疗效甚佳。江元顺运用壮医火功疗法治疗肌注后硬肿痛100例，效果明显。

（12）壮医药佩疗法：本法为让病人或健康人佩戴含芳香药物的饰物以防治疾病的方法。如陈秀珍等用壮医花山药佩防治感冒，效果明显。

（13）壮医火针疗法：该法通常取银针在灯上烧红后，在病变部位（或特定部位）来回刺入退出，以达到治疗目的。如蓝日春等治疗尖锐湿疣36例，全部治愈；梁树勇等治疗膝关节骨性关节炎1500例，痊愈630例，好转615例，有效197例，无效58例，总有效率为96.13%。

（14）壮医木（药）灸疗法：木灸疗法是将桐油树、杉树树枝及鸟不站等坚硬树枝晒干后，放于炉火上点燃烧炭，然后用芭蕉叶或牛皮纸包裹，熨灸患者身体一定部位或穴位，以达到治病疗疾的目的。在治疗过程中佐以药物浸泡的药酒外擦后再行灸法，称之为木药灸疗法，主治陈旧性损伤、风湿痹证等。如曹云等治疗跟痛症30例，治愈26例，好转3例，无效1例，总有效率96.66%；覃国良等治疗肩周炎30例，治愈27例，好转2例，无效1例，总有效率96.7%。

（15）莲花针拔罐疗法：壮医莲花针拔罐疗法是壮医莲花针叩刺与拔罐相结合，在皮肤表面用莲花针敲刺后再拔罐，以达到活血化瘀、排瘀解毒、祛瘀生新作用的一种疗法，可将沉积于体表的瘀血、瘀滞、毒素、湿气等直接排出体外。本疗法获得中华中医药学会的首批民间中医药特色诊疗项目，广泛运用于治疗带状疱疹后遗神经痛等疑难疾病。如黄瑾明等治疗带状疱疹后遗神经痛、赵东风治疗慢性疲劳综合征、冯纬纭等治疗变应性鼻炎、宋宁等治疗瘀血型偏头痛等，都取得较好的效果。

（16）壮医刺血疗法：本法是用针具刺入人体的一定穴位、病灶处、病理反应点或浅表血络，运用挤压或拔罐等方法放出适量血液以治疗疾病的方法。本法具有清热泻实、通络止痛、活血消肿、通调三道两路、调理气血、调整阴阳的作用，应用于火毒、热毒盛之阳证、热证，如风湿病、痧病、外感发热、跌打损伤、昏厥、中暑、痞积、急性咽炎、目赤肿痛、腰酸背痛、失眠等病。如陈红等治疗失眠、李凤珍等治疗痛风急性发作等，疗效较好。

（17）壮医针刺疗法：壮医针刺疗法以壮医基础理论为指导，以毫针刺入人体体表上的一定部位、穴位或某些反应点，通过三道两路的传导，调节、激发或通畅人体之气血，提高人体抗病能力，加速邪毒化解或通过三道来排出体外，恢复气血阴阳平衡而达到防病治病目的的方法，用于治疗临床各科疾病收效显著。如李美康等调理阳虚体质、黄瑾明等治疗膝关节骨性关节炎、彭锦绣等治疗青春期原发性痛经等，均取得较好的效果。

3. 壮药成药及药制用品的临床应用　随着壮药应用的日益广泛，成药不断产生，应用于临床每获良效。如陈氏等用中国云南金泰得制药总公司生产的三七总苷片或冲剂治疗出血性脑血管病10例，结果表明用三七总苷配合内科综合治疗出血性脑血管病可以减轻病人的致残程度，降低病人死亡率；孔氏用壮药"产妇春"浴液对231例妇女产后身痛、腹痛、自汗及盗汗患者进行临床疗效观察，总有效率分别为97.22%、93.58%和94%；钟鸣等用"舒洁妇女药物腹带"治疗150例急慢性盆腔炎（附件炎），治愈50例，显效60例，有效35例，无效5例，总有效率为96.67%；覃俊等用"舒洁药物文胸"治疗妇女乳腺小叶增生80例，痊愈20例，显效23例，有效30例，总有效率91.25%；黄景春等用壮药"四黄生精露"治疗贫血100例，治愈 77 例，好转 23 例，总有效率 100%；邓凤云等用壮药"痛风立安胶囊"治疗急性痛风性关节炎 40 例，效果明显。

2013 年 5 月，广西卫生厅发布"关于印发《广西新型农村合作医疗报销药品目录（2013 年版）》的通知"，首次将武打将军酒、痛风立安胶囊、肝舒胶囊、扶正胶囊、排毒胶囊、解毒生血颗粒等院内中药（壮药）制剂列入新农合目录。

（六）对壮医病名及"证"的认识

1. 对病名的认识　壮医病名达数百种之多，其中不少名称具有浓厚的岭南地方民族特色，主要有痧、瘴、蛊、毒、风、湿六大类。

（1）痧：又名发痧、痧气、感痧等，以全身胀累、头昏脑涨、胸腹烦闷、恶心、倦怠无力、胸背部透发痧点，甚则昏迷、四肢厥冷，或吐或泻，或寒或热，或涨或痛，或唇甲青紫为临床特征。一年四季均可发生，以夏秋季节多见。本病多由体弱气虚者感受痧气、霉气、痧雾、暑气等外邪，或饮食不洁、内伤肠胃导致气血阻滞而发病。痧病治疗不当每易变生他病，故有"万病从痧起"的说法。

痧病种类有上百种之多，涉及内科、外科、妇科、儿科等各科疾患。如按发病缓急可分为急痧、慢痧、变症发痧等；按症状轻重可分为轻痧和重痧；按其兼症又有哑巴痧、绞肠痧、移痧夹色、标蛇痧等；按其性质又有寒痧、热痧、暑痧、风痧、阴痧、阳痧等。

治疗宜解痧毒、调气血，以外治法为主，如刮疗法、熏蒸法、药线点灸疗法等，适当配以药物内服。常用配方有：①南蛇簕、马莲鞍、荆芥、藤黄连、两面针、防风、黄金木、生姜；②辣蓼、鱼腥草、老红薯藤；③樟树果、假芝麻；④山芝麻、草鞋底、两面针、古羊藤、南蛇簕。此外，成药藿香正气水（丸）、十滴水、人丹等亦可随症选用。

（2）瘴：壮族地区的瘴气症状表现多样，凡气候变化、山岚秽气所致的突发疾病统称为瘴气。壮医认为瘴既是病名又是病因，还包括病机的演变，分类治之方能奏效。其分类方法有：按发病季节分为青草瘴、黄梅瘴、新禾瘴、黄茅瘴；按症状及性质分为冷瘴、热瘴、哑瘴；按气味分为桂花瘴、菊花瘴；按误饮被动物污染的水源所致的瘴气分为蚺蛇瘴、孔雀瘴、鸭虫瘴、黄蜂瘴等；按大气异常所致瘴气分为瘴母、蒙沙瘴、水瘴等。由此可见，壮族先民对瘴气的认识已达到较高的水平。明清以后，壮族地区市镇瘴气致病率逐渐下降，壮医对瘴气传染性的认识更加深入，瘴气主要用来指代疟疾。

（3）蛊：壮医对"蛊"亦有较为深刻的认识。据壮族民间传说及一些史书中有关蛊的记载，蛊一般都依附具体的事物命名。如刘介在《岭表纪蛮》中曰："蛊之种类甚多，有羊、鱼、牛、犬、鸡、蛇、鬼、虫、草、菌各种之名。"蛊虫又有蛇蛊、蝴蝶蛊、鼠蛊、蜂蛊、蝎子蛊、蜈蚣蛊、蜥蜴蛊、蛤蟆蛊等。按颜色分又有白蛊、红蛊、黑蛊。《靖西县志》曰："白者可治，红者不可治。"而黑蛊则毒性更烈。现多分为虫蛊、食蛊、水蛊、气蛊等。

（4）毒：由于壮族聚居区地处亚热带，气候炎热，动植物腐烂后污染水源，并产生秽浊之气污染空气；且壮族地区盛产毒药、毒虫、毒蛇，毒矿贮藏也很丰富，先民们在狩猎、战争中善用毒箭等，故毒病是壮族地区的常见病和多发病。

壮族先民对毒病早已有所认识，其病名繁多，如依附具体事物命名的有蛇毒、虫毒、植物毒、药石毒、金属毒、箭毒、食物中毒、酒毒等；以所受之邪命名的有风毒、湿毒、寒毒、热毒等；以临床症状命名的有蛊毒、无名肿毒、痒毒等。

（5）风：多指以抽搐昏迷为主症的一类病证。壮族民间有 72 种风病之说，其分类为：按病人抽搐姿势不同分为鸡爪风、撒手风、看地风、弯弓风、倒地风等；按兼症不同分为水泻风、黑沙风、肝痛风、呕逆风、肚胀风、潮热风、昏迷风、迷风、发冷风、迷魂风等；按发病时声音不同分为羊风、马风、鹦鹉风、猪母风等；以动物命名的有老鸦风、鹊惊风、蛇风、羊痫风、癫猪风、路鸟子鸦风、鱼口风、蚂蟥风、马蹄风、鲫鱼风、螺蛳风等。此外还有寒风、五鬼风、散惊风、乌宿风、虎口风、内吊风、天吊风、缩沙风、冲风等。该病以小儿多见，治疗主要为针刺或灯火灸百会、人中、大椎、涌泉、曲池等穴，兼内服天南星、天麻、附子、川芎、防风、独活、沉香等药。

（6）湿：壮族聚居区雨量充沛，气候潮湿，人们多居山中，故易患湿病。常见的有风湿、风寒湿、风湿热、湿热、水肿等。

2. 对"证"的认识　壮医认为，病只有两种"证"，即阴证和阳证，具体分为阴盛阳衰证、阳盛阴衰证及阴盛阳盛证。证是患者在疾病过程中全身状况的综合反映，每一种病在不同的时期、不同的患者身上都可能表现为阴证或者阳证。经治疗后可由阴证转为阳证，也可由阳证转为阴证，这是由于人体内的邪正斗争状态在不同的患者身上、在同一疾病的不同阶段有所差别和转变所致。

临证时，壮医主张辨病与辨证相结合，辨病是决定治疗原则和选方用药的主要依据，辨证则是处方用药的重要参考。

从证的变化可以预测疾病的转归。由阴转阳多为疾病逐渐好转的征象；由阳转阴则提示疾病趋重或恶化，甚至预后不良。因此，壮医认为临证时"证"是不可忽略的因素之一。

（七）关于壮医用药特点的研究

壮族聚居地区的地理环境和气候条件造就了十分丰富的药材资源。据 1983—1987 年的调查，仅壮族聚居的广西壮族自治区境内中草药品种就达 4623 种之多，在全国名列第二，有些药物还是世人皆知的著名中药，例如田七、金银花、罗汉果、薏苡仁、肉桂等。

1. 用药经验丰富　壮族具有丰富的用药经验，认为药物的治疗作用在于以其性味之偏来纠正人体病态下的阴阳偏盛和三气不同步状态。以品种分为动物药、植物药、矿物药三大类；以功用区分为毒药、解毒药、治瘴气药、治跌打损伤药、清热药、补益药、治痧症药、祛风湿药、杀虫药等。

2. 善用毒药和解毒药　壮族地区汉墓出土的铁冬青表明，这一地区的先民早就服用具有清热解毒功效的铁冬青。壮医认为，有什么样的邪毒致病，必然有相应的药物解其毒，所谓一物降一物。有毒药不但可以解毒，还可以治病。正如张景岳所说："药以治病，因毒为能，所谓毒药，是以气味之有偏也……所以去人之邪气。"

3. 喜用生药　壮族地区草木繁茂，四季常青，拥有丰富的动植物资源，具备使用新鲜药物的环境和条件，故壮医形成了喜欢使用生药的习惯。生药未经干燥、加工等环节，有效成分丢失较少，因而疗效比干品或炮制品更好。

壮医常用的鲜药有上百种之多，如仙人掌、蒲公英、鲜生地黄、鲜芦根、鲜茅根、鲜石斛、鲜藿香等，可用于内服、外敷。一般来说，内服鲜药多用其滋阴清热之功，外敷鲜药多取其清热解毒之效。临床实践表明，有不少新鲜药物效果优于干品和炮制品，特别是外敷及治疗毒蛇咬伤的草药，以鲜用为佳。

NOTE

不少民间壮医从生草药的形态性味就能大抵推测出其功能作用，并将用药经验编成歌诀，便于吟诵和传授，如"藤木通心定祛风，对枝对叶可除红；枝叶有刺能消肿，叶里藏浆拔毒功；辛香定痛驱寒湿，甘味滋补虚弱用；圆梗白花寒性药，热药梗方花色红；根黄清热退黄用，节大跌打驳骨雄；苦能解毒兼清热，咸寒降下把坚攻；味淡多为利水药，酸涩收敛涤污脓"等。使用动物药的规律为"虫类祛风止痛定惊，鳞类化瘀散结，飞禽走兽滋补气血"等。

4. 炮制用药　壮药除鲜用之外，还有炮制后使用者。炮制可以降低或消除药物的毒副作用，增强或改变药效。传统的炮制方法有炒法、炙法、煨法、烘焙法、制霜法，其他还有水飞、煅、煮等方法。壮药的使用除汤剂外，还使用膏剂、酒剂、片剂、丸剂、酊剂、胶囊剂等。酊剂的制作工艺一般可分为提取、配制、灌装和包装四个过程。酒剂的制作工艺相对简单，主要是将药物直接用酒浸泡一定的时间，过滤即得药酒。供泡药的酒一般选用药酒或者白酒，浸泡时间常为 5～7 天。膏药是壮药的重要剂型之一，如筋痛贴等。传统的膏药主要由提取与浓缩、炼丹、涂布等简单步骤组成，现代膏药的主要制作工艺分为提取与浓缩、制膏、涂膏与盖衬、切段、打孔、切片、包装等过程。

（八）实验研究

1. 壮医药线点灸疗法

（1）对免疫功能的影响：王坤等用健康家兔 16 只，随机分为 2 组，直接灸大椎、足三里。结果表明：本疗法能明显增强家兔溶血素的产生和对 PHA 的反应，对家兔的特异性免疫和非特异性免疫都有明显的增强作用，但对家兔的血清总补体含量无明显影响。提示本法能引起神经内分泌系统活动的变化而对免疫反应起调节作用。

黄瑾明等点灸小白鼠百会、大椎、大杼、关元、气海、足三里、三阴交。连灸 4 天后，给小鼠腹腔注入 2% 鸡红细胞悬浮液 1mL。结果表明：本组小鼠腹腔巨噬细胞吞噬鸡红细胞的百分率及各消化程度的吞噬百分率、吞噬指数均明显高于人参液对照组和空白对照组。提示本法具有提高机体免疫功能的作用。

钟鸣等对 37 例支气管哮喘患者进行药线点灸治疗前后 IgE 的测定，结果表明：本法有抑制浆细胞产生 IgG 的作用，且 IgE 也有增高。提示本法可改善体液免疫功能。

黄瑾明等用大鼠等进行研究，结果表明：药线点灸疗法（中、重手法）可提高 T 淋巴细胞百分率和淋巴细胞转化率，从而提高机体免疫力。吕琳等运用壮医药线点灸疗法对 20 只脾虚大鼠点灸，每日 1 次，连续 2 周。结果说明壮医药线点灸对 T 淋巴细胞免疫功能有调节作用。

陈攀等将带状疱疹患者 50 例随机分为 2 组，观察组 26 例采用常规药物联合壮医药线点灸治疗，对照组 24 例采用常规药物治疗，2 组均连续治疗 10 天。得出结论：壮医药线点灸疗法联合常规药物对带状疱疹患者免疫系统具有良好的调节作用。

（2）对消化系统的影响：王坤等用本法连续点灸小鼠"脐周四穴"3 次，以观察对小鼠小肠推进运动的影响。结果表明：对正常小鼠没有影响，但能对抗新斯的明对肠道的兴奋作用和对抗阿托品对肠道的抑制作用，其机理认为是通过调节副交感神经的兴奋性而发挥作用。

黄瑾明等用壮医药线点灸治脾虚 180 例，并设对照组进行对照观察。结果表明：壮医药线点灸有改善脾虚患者唾液分泌的作用，从而增加患者食欲，增强消化功能。

（3）对血液循环系统的影响：黄瑾明等用药线点灸疗法对大鼠进行点灸观察，结果显示：

血红蛋白及红细胞数目上升，治疗后血红蛋白从 109.6 ± 7.244g/L 上升为 124.3 ± 6.21g/L，红细胞从（3.85 ± 0.33）$\times10^{10}$/L 上升为（4.80 ± 0.31）$\times10^{10}$/L，效果显著（$P<0.05$）。

杨美春等运用壮医药线点灸疗法对催产素致痛经大鼠血液流变学进行观察，结果显示：壮医药线点灸疗法对痛经具有良好的止痛作用，明显降低痛经大鼠的全血黏度、血浆黏度、红细胞压积，能改善血液循环，使气血归于平衡。

（4）对生殖系统的影响：韦金香等采用多中心、大样本的临床验证方法，在广西 31 家医疗点（含县级中医院、乡镇卫生院、村级卫生室、个体诊所）培训 33 名医师，对 1682 例慢性盆腔炎患者实施壮医药线点灸治疗，以证候积分进行临床疗效研究及评价。结果显示：壮医药线点灸疗法治疗慢性盆腔炎具有显著的效果，而且安全可靠。

方刚等将 30 只健康雌性新西兰家兔随机分为正常组、假手术组、模型组、壮医药线点灸治疗组（以下简称药线组）及空线组，每组各 6 只。模型组、药线组、空线组行卵巢摘除术去势建立围绝经期综合征模型；假手术组只打开腹腔，不予卵巢摘除术。手术后第 15 天药线组予壮医药线点灸，空线组予空线点灸，均每日 1 次，连续 4 周；正常组、模型组和假手术组不做任何治疗。分别观察手术后第 15 天、治疗后第 2、4 周各组家兔血清 IL-2 水平变化情况。结果发现：壮医药线点灸疗法可提高去卵巢家兔血清 IL-2 的水平，增强机体免疫功能，这可能是其治疗围绝经期综合征的机制之一。

2. 壮医药罐疗法

（1）对免疫功能的影响：陈秀珍等对 53 例痹证患者在壮医药罐治疗前 7 天和疗程结束后 7 天，分别取早晨空腹静脉血，采用单向免疫扩散法测定免疫球蛋白 IgA、IgG、IgE 值以及淋巴细胞转化率。结果表明：本疗法可提高患者细胞免疫功能，抑制体液免疫作用。认为本疗法可能是通过对患者机体双向调节细胞免疫和体液免疫功能而发挥治疗作用。

（2）对血液流变学的影响：韦金育等采用壮医药罐治疗 52 例痹证病人，并在治疗前后测定血液流变学各项指标。结果表明：本疗法可以改善痹证患者的血液流变学状况，提示本法治疗痹证的疗效机理之一是改善血液黏度。

（3）对甲襞微循环的影响：吕琳等采用壮医药罐治疗 100 例痹证病人，并在治疗前后进行甲襞微循环检测。结果表明：本疗法对甲襞微循环功能有改善作用。微循环功能的改善有可能使痹证患者某些异常物质及代谢产物，如渗出液、致痛物质、免疫沉着物等容易排出，起到消炎镇痛作用。

（4）对强直性脊柱炎的影响：李凤珍等将患者随机分为两组，治疗组 100 例给予壮医药罐综合疗法治疗；对照组 50 例给予甲氨蝶呤内服治疗，疗程为 3 个月。结果表明：治疗组疗效优于对照组，治疗组均无不良反应。发现壮医药罐综合疗法治疗强直性脊柱炎安全有效，值得深入研究探讨。

3. 药物研究　广西民族医药研究所苏青等对壮族民间流传的女用避孕药臭矢藤进行实验研究。化学成分研究表明，臭矢藤叶主要含生物碱、黄酮苷、氨基酸及有机酸等成分，其避孕作用的有效部分主要含一种白色针状结晶单体。药效的研究结果表明：40g/kg 剂量水提组的抗生育、抗着床效果显著。研究阐明了避孕的作用机理，为臭矢藤的开发利用提供了科学依据。朱红梅等对采用十多种壮族民间天然药材研制成的妇科外洗剂"神女乐香洗液"进行动物实验，证实其有一定的消炎作用和较强的镇痛作用。朱红梅等对壮药扶芳藤的止血镇痛作用进行药理研究，结果显示：扶芳藤对热板法致痛小鼠有镇痛作用，能提高机体非特异性免疫功能。张青青等对不同产地的蛤蚧的微量元素及氨基酸含量进行比较研究，为合理用药提供了科学理论依据。钟鸣等对金果榄乙醇提取物的消炎镇痛作用进行实验研究，结果表明：金果榄乙醇提取物能显著抑制小鼠腹腔毛细血管通透性及肉芽组织增生，说明其对炎症早期的毛细血管扩张渗出、水肿均有一定的抑制作用，对炎症晚期纤维组织增生、肉芽屏障形成亦有一定的抑制作用。实验尚显示具有一定的镇痛效果，为临床应用金果榄治疗炎症性疾病提供了一定的实验依据。黄彬彬等对壮药红鱼眼三萜类成分的镇痛和抗炎活性成分进行实验研究，结果表明：红鱼眼三萜类成分具有较好的镇痛、抗炎活性，对醋酸致痛具有明显的镇痛作用，对二甲苯所致炎性水肿也有显著的抑制作用。韦丽君等用壮药千斤拔对去卵巢大鼠免疫内分泌进行实验研究，结果表明：壮药千斤拔饮有调节免疫内分泌功能的作用，并且能够减轻子宫的萎缩程度，且对子宫内膜影响较小，提示壮药千斤拔不仅疗效可靠，且更为安全。蒋才武等报道了对壮药山芝麻抗炎镇痛止血有效部位的研究，结果表明：壮药山芝麻具有显著的抗炎镇痛止血活性，首次揭示了山芝麻有效部位是正丁醇部位。

四、《民族医药报》报社成立和学术团体的创立

自1984年全国民族医药工作会议召开以来，古老的壮医药开始了有组织、有计划的发掘整理和研究提高工作，学术交流也进入了一个新的发展阶段，壮医药的新闻出版和国内外学术交流逐步开展。

（一）《民族医药报》创办发行

1988年4月8日，国家科学技术委员会、国家新闻出版署批准广西民族医药研究所创办《民族医药报》（试刊），1989年1月5日正式刊行，从1992年起由半月报改为周报。该报是我国历史上第一家民族医药报纸，以"民族民间、简便实用、一心一意、服务家庭"为宗旨，着眼于交流、介绍各民族民间验方、秘方和独特的医疗技法，富有民族特色，发表了大量的壮医药学术文章和壮医验方、秘方，为宣传普及壮医药知识发挥了巨大作用。

（二）学术团体创立

1. 广西民族医药协会　1986年12月，广西首届民族医药学术交流会暨广西民族医药协会成立大会在南宁召开，广西民族医药协会团结全区广大民族医药人员，密切联系党政部门和广大民族医药人员，反映广大民族医药人员的意见、愿望和要求，支持、保障广大民族医药人员的合法权益，加强各民族医药之间的学术联系，活跃民族医药的学习气氛，提高民族医药的学术水平，促进民族医药人才的培养，积极开展民族医药的国内和国际学术交流。广西民族医药协会为壮医药的发掘、整理、研究及学术交流发挥着巨大作用。

2. 专业研究会　1989年5月，广西民族医药协会在南宁召开壮医药线点灸经验交流暨研究会成立大会。1994年，以壮医目诊专家黄老五为会长的广西壮医目诊研究会经广西民政厅批准成立，为壮医目诊的发掘整理和学术交流创造了有利条件。

3. 学术交流　1995年5月31日～6月2日，由广西民族医药研究所和广西中医学院联合主办的全国民族医药学术交流会在南宁召开。会议收到来自全国各地的民族医药工作者和民间医生的学术论文1000多篇，壮医药学术论文占了相当大的部分，并且大部分具有较高的学术水平和实用价值。

美国、澳大利亚、新加坡、泰国、越南等国家相继邀请我国壮医学者前往讲学。广西民族医药研究所所长黄汉儒主任医师先后于 1991 年和 1992 年赴泰国和越南就壮医药与泰国朱拉隆功大学药学院、泰国生药学会、越南谅山省民族医院进行学术交流及合作洽谈，并接待了日本、美国、法国、西班牙、越南、泰国等国家的来访专家。泰国 5 家国家级报刊用大量篇幅及醒目的照片报道了这一消息，宣传了壮医药在泰国的交流盛况，表明了壮医药在泰国受到高度重视和热烈的欢迎。广西中医学院黄瑾明教授应邀先后出访美国、澳大利亚、韩国，把壮医药诊疗技术传到国外，深受广大海外患者的欢迎。1992 年 11 月，泰国生药学会会长、著名生药专家、泰国朱拉隆功大学教授威昌博士带领 13 人访问广西民族医药研究所，并应邀参加在广西南宁市召开的第三届广西民族医药交流会。1997 年 4 月，越南卫生部民族医药司司长阮德团率领越南民医代表团一行 29 人访问广西民族医药研究所，就有关民族医药问题进行了学术交流。这些都表明，壮医药越来越引起人们的重视，壮医药已走出了国门，它将为世界人民的健康做出贡献。

五、壮药的开发研究与生产

壮族聚居区由于复杂而典型的地理环境，加上特殊的气候条件，药材资源十分丰富。据 1983—1987 年的调查显示，仅壮族聚居的广西壮族自治区境内中草药品种就达 4623 种之多（其中植物药 4064 种，动物药 509 种，矿物药 50 种），名列全国第二。其中壮医常用药达 709 种（据《广西民族药简编》统计）。1993 年，广西民族医药研究所药用植物资源研究室承担了国家中医药管理局下达的"壮药资源普查及开发利用研究"科研课题，进一步在全区进行壮药普查，又发现了新的壮药品种 397 种，包括广西壮族自治区所独有的名贵植物药金花茶（至今已发现 20 多个品种）。因此，仅广西境内壮药品种就达千种，而且这些药物资源具有广阔的开发前景，如金银花、罗汉果、肉桂、蛤蚧、八角、蚺蛇、葛根、花粉、广豆根、广西血竭、广金钱草、扶芳藤、大黑山蚂蚁、灵香草、木棉花等。特别是三七的开发和综合利用，已受到专家的高度重视，并提到政府的议事日程。

一些具有一定生产规模的中成药相继生产，如正骨水、芸香精、中华跌打丸、金鸡冲服剂、鸡骨草丸、炎见宁、三金片、百年乐、大力神等。还有近年开发成功的舒洁牌药物文胸、产妇春浴液、神女乐浴液、童热清口服液、胎黄消口服液、药物腹带、药物眼罩、点灸药线等，均是在壮医验方、秘方或民间单方发掘、整理基础上研制而成的。这些具有地方民族特色的壮成药功效显著，且不易仿制，因而除了具有临床使用价值而为广大患者提供便利外，还具有很强的市场竞争能力，开发利用并投放市场后取得了较好的社会效益和经济效益，有的还远销海外，扩大了壮药的影响，为国争光。

广西拥有占地面积 240 万平方米的广西药用植物园（其前身为广西药物试验场、广西药物研究所，1981 年改为现名），这是我国及亚太地区面积最大、栽培品种最多的药用植物园（先后引种栽培了药用植物 2130 多种，药用动物 11 种）。作为中草药和民族药科研、生产、教学、科普基地，具有广阔的发展前景。该园已先后获得多项全国、自治区、局级科技进步奖，并与 45 个国家和地区有技术往来，与 12 个国家和 20 个地区的植物园建立了种苗交换关系；还与有关单位合作研制出降压灵、风湿药片、肝炎灵、健骨针等药物，以及绞股蓝茶、广西甜茶等保健饮品，获得了较好的社会效益和经济效益。充分开发和利用广西药用植物园对壮医药的发展无疑将起到积极的推动作用。

2011 年 10 月 31 日，首家壮药研发生产基地成功落户柳城县，标志着广西民族医药产业从此迎来新的发展起点，广西华力集团与自治区民族医药研究院正式签约建立了广西圣特药业壮药研发生产基地，柳城县中医院同时加挂壮医医院牌匾。壮药研发基地的成功建立，有利于促进壮医药产业规模化、集聚化发展，打造壮医药产业集群，加快壮医基层医疗卫生事业的发展。

六、壮医药的发展前景

壮医药的发掘整理研究虽然起步较晚，但目前壮医药机构规模正在不断扩大，它的发展前景是十分令人鼓舞的。壮医药不仅在历史上曾经为本民族的生存繁衍发挥了重要作用，而且至今仍是广大人民群众，特别是边远山区人民群众赖以防病治病的有效手段和方法。据调查统计，在壮族聚居的广西百色地区，500 多名民间壮医每年的门诊量约为 60 万人次，相当于 3 个中等县医院门诊量的总和。人民群众的需要和依赖，壮乡漫山遍野的中草药资源，壮医药许多独特的诊疗技法和确凿的治疗效果，以及比较低廉的医疗费用，是壮医药得以在民间继续广泛流传和发展的基础。生产力的发展和现代科学技术的进步，为壮医药的发掘整理研究创造了前所未有的有利条件。壮医药的发掘整理是在 20 世纪 80 ～ 90 年代开始进行的，这就意味着，我们可以利用现代自然科学的许多先进成果，利用唯物辩证法的世界观和方法论，对壮医药丰富多彩的实践经验进行直接处理，以加快研究步伐，并且比较容易和其他学科进行学术上的交流，利于推广应用。

壮医药线点灸疗法的发掘整理、研究和推广应用就是一个生动的例子。目前，能够像壮医药线点灸疗法这样在全国 300 多家医疗机构推广使用并逐步走向世界的民族传统医药诊疗技法是屈指可数的。这也是我们对壮医药发掘整理前景充满信心的实践依据之一。联合国世界卫生组织已将发展传统医药作为今后世界卫生保健事业的目标之一。

我国《宪法》和《民族区域自治法》也将继承发展包括民族医药在内的传统医药作为国家大法和法律条文规定下来，这就为壮医药的发掘整理研究提供了良好的、长期稳定的国际和国内环境。壮医药的发掘整理得到了党和国家的高度重视和关怀，中共中央原总书记胡耀邦同志曾在南宁亲切接见和宴请广西民族医药研究所的负责同志和壮医药专家，勉励该所的科研人员为发展民族医药事业、丰富祖国的医药文化宝库而努力奋斗。全国人大原常委会副委员长甘苦同志生前多次亲临广西民族医药研究所视察，对抢救名老壮医的宝贵医疗经验和民族医药古籍整理作了极为重要的批示。国家有关部门和广西壮族自治区的许多负责同志更是十分关心壮医药的发掘整理工作。前卫生部部长崔月犁、陈敏章同志都曾亲临广西视察民族医药工作，陈敏章部长还欣然为广西民族医药研究所题词："为继承和发展民族医药学做贡献。"前卫生部部长张文康也曾到广西民族医药研究所视察。原国家民委主任李德洙和副主任江家福、伍精华、赵延年，原国家中医药管理局副局长田景福、诸国本，原广西壮族自治区主席覃应机、副主席张声震，原广西区人大常委会副主任黄保尧、韦继松，原广西区政协主席陈辉光和副主席钟家佐、区济文、龙川等领导同志也都曾亲自过问壮医药的发掘整理工作。壮医药事业的发展是与党和政府部门、领导同志的亲切关怀分不开的。基于自身的特色和优势，依靠广大民族医药工作者的共同努力和各级领导的积极支持，得益于改革开放的良好发展机遇，壮医药今后有希望在以下方面取得较快的发展：

（1）壮医药的基础理论将进一步得到整理提高，成为独具一格的相对完整、系统的，能够有效指导临床实践的民族传统医药理论。

（2）壮医药的许多独特而有效的诊疗技法，通过科学的发掘整理和规范化以后，将得到推广应用，造福于各民族人民群众。其中的一些诊疗技法可能为中、西医所接受，并走向世界。

（3）壮医药的大量验方、秘方，通过实验研究和广泛组织临床验证，将会有部分成为新药或新制剂，为我国的新药研制打开新路，并出现全新的壮药制药厂，创造良好的社会效益和经济效益。

（4）壮医药与中、西医药及各兄弟民族传统医药的学术交流进一步加强。通过学术交流，取长补短，共同提高，促进壮医药自身的发展。

（5）壮医药的教育传授方式将由过去的师徒授受、口耳相传方式，逐步转向正规的学校教育，培养出新一代的高级壮医，壮医药专业人员队伍将会逐步充实。

（6）壮医药的医、教、研机构将会逐步扩大和充实。壮医各科著作将陆续问世。

（7）田七、肉桂、绞股蓝、蛤蚧等具有地方民族特色的药材将得到全面、合理、科学的开发利用。

（8）壮医药与傣医药、瑶医药、苗医药、侗医药等民族医药通过适当的方式联合起来，以联合促开发，共建大西南民族医药研究开发中心，实现科研、工业、贸易一体化，争取更好的社会经济效益。

附录　壮族医学史大事年表

时间	重要大事
距今约 70 万年	百色盆地右江河谷已有原始人类活动，并遗留有大量的打制石器
距今约 5 万年	柳江一带有"柳江人"活动
距今 2 万～4 万年	瓯骆故地有来宾"麒麟山人"，柳江"甘前洞人"，柳州"都乐岩人""九头山人""白莲洞人"，都安"九楞山人""千淹洞人"，桂林"宝积岩人""荔浦人""灵山人"，田东"定模洞人"，靖西"宾山人"，隆林"德峨人"，云南"西畴人"等原始人类活动
距今 7000～1 万年	瓯骆故地有桂林"甑皮岩人"，柳州"鲤鱼嘴人"，横县"西津人""秋江人"，邕宁"长塘人"，扶绥"敢造人"，云南"小河洞人"等原始民族居住。原始农业、制陶业和家畜饲养业开始出现
距今 7000～9000 年	瓯骆先民开创了原始农业生产，瓯骆成为我国最早种植水稻和棉花的民族
距今 4000～6000 年	创造独特的"大石铲文化"和"几何印纹陶文化"的原始居民在桂南和桂东北地区活动
距今约 3000 年	瓯骆与中原有了直接交往，商周青铜器传入瓯骆地区，瓯骆人向商周王朝进贡包括壮药在内的土特产
公元前 8 世纪～公元前 4 世纪	瓯骆人开始铸造青铜器，其原始社会开始解体，奴隶制开始产生
公元前 4 世纪	瓯骆人开始使用铁器
公元前 770 年～公元前 221 年	我国最早记载有医药的古籍《山海经》所记载的药物大部分在瓯骆地区均有出产，故包含有很多壮药在内。《逸周书·王会解》记载："正南瓯、邓、桂国、损子、产里、百濮、九菌，请令以珠玑、玳瑁、象齿、文犀、翠羽、菌鹤、短狗为献。"考究这些贡品，相当部分具有药用价值
公元前 475 年～公元前 206 年	我国第一部医学专著《黄帝内经》问世，其中记载："南方者，天地所长养，阳之盛处也，其地下，水土弱，雾露之所聚也。其民嗜酸而食胕，故其民皆致理而赤色，其病挛痹，其治宜微针。故九针者，亦从南方来。"
公元前 217 年	秦始皇派遣 50 万大军进击岭南，西瓯部落奋起抗击。秦军受阻，史禄奉命在今广西兴安县北面开凿灵渠，以通粮道，岭南至内地中原的水路开始沟通
公元前 214 年	秦军击败西瓯，统一岭南，设置桂林、象、南海郡，郡之下设县以治之，并留兵戍守，徙民南居，共同开发岭南
公元前 196 年	汉高帝派遣陆贾出使南越国，承认南越地方政权及赵佗的"南越武王"封号，并赐印剖符通使，友好往来
公元前 176 年	汉文帝即位，复与南越修好，互派使臣，开放边市
25～220 年	《神农本草经》共收载药物 365 种，其中收载有壮族地区盛产的菌桂、牡桂、薏苡仁、丹砂、钟乳石等。"下药"125 种中壮族地区大多有出产
261～341 年	葛洪《肘后方》对传染病的认识达到了很高的水平，如卷七所记："沙虱水陆皆有，其新雨后及晨暮前，跋涉必著人……其大如毛发之端，初著人便入其皮里，其所在如芒刺之状，小犯大痛，可以针挑取之，正赤如丹，著爪上行动也，若不挑，虫钻至骨，便周行人身，其与射工相似者皆杀人。"并指出此病见于岭南

续表

时间	重要大事
452～536 年	陶弘景著《本草经集注》载药 730 种，其中有诸多壮族地区的常用药物，如青蒿等
604 年	隋文帝任令孤熙为桂州总管十七州诸军事，对岭南民族酋长实行怀柔政策，并广筑城邑，兴办学校，积极传播汉文化
610 年	巢元方等著成《诸病源候论》，全书共 50 卷，分 67 门论述了 1739 种病候，总结了魏晋以来的医疗经验，其中有诸多关于壮医药的记载，如记载了瘴气的发病是由于"杂毒固暖而生""皆由山溪源岭瘴湿毒气故也"等
627～622 年	唐高祖李渊派遣李靖率军南征萧铣。岭南俚人酋帅冯盎、宁长真等率众归附唐。岭南复归统一，并推行羁縻制度，在今桂西地区设置羁縻州县 50 多个
659 年	苏敬等编撰《新修本草》，是最早由国家颁行的药典，载药 844 种（一说 850 种），其中收载了不少壮族地区的常用药物
681～697 年	韦敬办纂《澄州无虞县六合坚固大宅颂》和《智城洞碑》碑文，主要使用汉字刻篆，并穿插有古方块壮字，体现了作为壮人的韦敬办已具备了一定的汉文化水平。这也是古方块壮字的首次出现
815 年	柳宗元任柳州刺史，释放奴婢，努力发展生产，兴办学校，传播汉文化，革除陋俗，重视医药。宋庆历年间宜州推官吴简及一些医人实施尸体解剖，由绘工宋景绘下《欧希范五脏图》（已佚失），这是有记载的我国医史上第一张实绘的人体解剖图
宋代	范成大著《桂海虞衡志》，记载了壮族地区部分壮药及医事活动，对瘴病的病因和症状有所认识
宋代	周去非著《岭外代答》，记载了岭南地区的诸多医事、风土人情等，并详细记载了壮族先民烧炼水银的方法，在自然科学史上也是较早的记载
917 年	宋王朝派兵南征，雄踞岭南达 55 年的南汉政权灭亡。岭南统一于宋，并推行"以夷制夷"的土官制度
1049～1053 年	土司机构设立，并规定了土官职衔，是土官制度确立的标志。在这一时期，壮汉文化交流逐步广泛，出现于羁縻时期的壮族民间"土俗字"在此时流行起来，封建中央王朝采取以教化辅助统治的政策，在壮族地区兴办学校、书院，推行科举
1097 年	诗词大家秦观贬官横州。秦设馆讲学，州人作文渐有法度
1104 年	黄庭坚贬官宜州，设坛讲学，传播汉文化
1154 年	南宋朝廷颁刻新印玺赐予南丹州等 162 个羁縻州、县、峒、寨
1264～1294 年	广西普遍设立土司机构
1276 年	元军将领阿里海牙率兵攻克静江府，岭南为元所统一，并设置宣慰司、安抚司、军民总管府等，土人参用，推行土司制度
1297 年	滇桂边地壮族首领韦达联合 53 个村共万余人举行反抗土司统治的斗争
1320 年	滇桂边地壮族首领韦郎达联合 53 个村万余人再次反抗土司残暴统治
1369 年	明王朝统一岭南后，实行"西南夷来归者，即用原官授之"的政策，发展土司制度。明以后壮族地区的一些府志、县志等开始有大量药物及医事的记载，如《镇安府志》《恭城县志》《广南县志》等。
1403 年	梁公竦在马平（今柳州）发动反抗封建统治的斗争，斗争前后延续 200 多年
1407 年	《永乐大典》总纂解缙贬官广西布政使司参议，先后于思明、龙州、南宁、柳州等地讲学论道，传播华风
1422 年	庆远壮族首领韦万秀率众掀起反抗土司残暴统治的武装斗争

续表

时间	重要大事
1428～1928 年	各地相继改土归流，土司制度逐渐衰亡，土府不复存在。封建领主制度代替了奴隶制度，加强了各民族间政治、经济、文化的交流，促进了生产的发展，各种书院、学校、乡间私塾逐渐遍及壮区各地，一批颇有影响的壮族封建文人成长起来
1437 年	怀远壮族及其他少数民族在韦朝振的率领下开展夺田斗争
1578 年	李时珍历时 27 年著成《本草纲目》，全书 52 卷，收载有药物 1892 种，附药图 1100 多幅，药方 11000 多个。其中载有大量壮族地区的常用药物，最著名的有田七（又名三七），认定其为"止血、散血、定痛"之要药
1580 年	忻城和上林一带的周安、思吉、剥丁（又称洛红）、古卯、罗墨、古钵、古蓬、都者等寨壮族人民举行反抗封建统治的斗争，声势浩大，前后延续 100 多年，终为明王朝重兵镇压
1765～1802 年	赵学敏著《本草纲目拾遗》，总结了 1802 年以前我国药物学的成就，载药 921 种，其中 716 种是《本草纲目》所未载或叙述不详者，其中收载了两种壮族地区著名的解毒药——陈家白药和甘家白药，这两种药在当时即已作为贡品上贡朝廷
1821～1850 年	忻城县土司衙署（现仍保存完好）西侧曾建起一栋"大夫第"，内设诊室、药房，统理莫氏土司衙署大小官员及其眷属的保健事务，同时也兼理一些民间疾患。医官由"土人"担任
1851 年	洪秀全领导的太平天国革命在桂平市金田村爆发。9 月 15 日，冯云山、萧朝贵率领太平军围歼驻扎在平南官村的清军。年底，洪秀全在永安下诏褒功，封东、西、南、北、翼五王，壮人萧朝贵、韦昌辉、石达开分别被封为西王八千岁、北王六千岁、翼王五千岁
1877 年	北海被开辟为对外商埠
1907 年	孙中山领导的革命党人发动钦州、廉州、防城和镇南关起义。广西省在桂林开办"土司学堂"，专门培训地方土司。清代政府在壮族地区实行"弹压制度"
1911 年	11 月，广西宣布独立，陆荣廷执掌政权，是为旧桂系统治之始
1924 年	桂系李宗仁、白崇禧、黄绍竑执掌广西军政大权，是为新桂系统治之始
1928 年	忻城土司改流
1934 年	3 月，广西省立南宁区医药研究所成立，刘惠宁任所长；广西省立桂林区医药研究所成立，廖朗声任所长。8 月，广西省立梧州区医药研究所成立，廖寿銮任所长。这些研究所实为公立中医学校，招生大多面向壮族地区
1941 年	广西省立南宁区、桂林区、梧州区医药研究所合并，更名为广西省立医药研究所，韦来庠任所长
1942 年	广西省政府批准成立广西省立医药研究所附属中医院
1945 年	广西省立医药研究所改组，成立广西省立南宁高级中医职业学校，韦来庠任校长
1949 年	12 月 11 日，五星红旗插上镇南关（今友谊关）上，广西全境解放
1952 年	大部分壮族地区基本按照汉族地区土地改革的方针政策，普遍开展土地改革运动
	1 月，中国科学院语言研究所派语言学家袁家骅教授到壮族地区进行语言调查研究，帮助创造壮族文字
	12 月 10 日，桂西壮族自治区成立，覃应机任主席
1953 年	隆林各族联合自治区（县级）成立（1955 年改称隆林各族自治县），贵州省从江县平正壮族乡成立
1954 年	桂西壮族自治区壮族文字研究指导委员会成立。三江、大苗山、金秀、隆林等县少数民族（含部分壮族）地区完成土地改革

时间	重要大事
1955 年	11 月 11 日，桂西壮族自治区人民政府报请广西壮族自治区人民委员会，并转请国务院批准壮族文字方案（草案）
1956 年	壮族地区掀起建立高级农业合作社的高潮
	3 月 5 日，桂西壮族自治区改为桂西壮族自治州
	3 月 19 日，桂西壮族自治区壮文学校在武鸣成立
	9 月，南宁中医学校、梧州中医学校成立
1957 年	2 月，南宁中医学校和梧州中医学校合并，更名为广西中医学校
1958 年	广西中医学校升格为广西中医专科学校
	3 月 15 日，广西壮族自治区成立，韦国清任主席。以中共中央政治局委员、国务院副总理贺龙为团长的中央代表团到达南宁，代表党中央、国务院庆贺和指导广西壮族自治区的成立
	4 月 1 日，云南省文山壮族苗族自治州成立
	5 月 1 日，东兴各族自治县成立
	5 月 10 日，钦北壮族自治县成立（1964 年改为钦州壮族自治县）
1959 年	覃保霖著《陶针疗法》，由人民卫生出版社出版
1962 年	9 月 26 日，广东省连山壮族瑶族自治县成立
1964 年	8 月，广西中医专科学校升格为广西中医学院
1965 年	在周恩来总理倡议下，把"僮"改为"壮"
1982 年	当代壮族名医班秀文教授当选为第六届全国人大代表
1983 年	广西中医学院成立壮医研究室，并设壮医门诊部
1984 年	12 月，广西壮族自治区人民政府根据第一次全国民族医药工作会议的部署和要求，决定成立以壮医药的发掘整理和研究提高为主要任务的广西民族医药研究所，并上报卫生部、国家民族事务委员会、国家科学技术委员会审批
1985 年	5 月 31 日，国家科学技术委员会以国科发综字〔1985〕524 号文件批复，正式批准成立我国首家省区级民族医药研究机构——广西民族医药研究所。国家科学技术委员会在批复中明确指示：该研究所的主攻方向和主要任务是"运用传统和现代的方法及手段，对壮医药、瑶医药进行发掘整理、研究提高"。相继成立的还有广西柳州地区民族医药研究所和广西百色地区民族医药研究所，这两个地区级民族医药研究所也是以壮医药的发掘整理为己任
	9 月，广西中医学院开始招收我国医学史上第一批壮医史研究生
1986 年	1 月 5 日，广西壮族自治区人民政府桂政办函〔1986〕277 号文件批准将南宁地区医院改建为广西民族医院，并将广西民族医药研究所设在该院内。广西民族医院和广西民族医药研究所被列为庆祝广西壮族自治区成立 30 周年建设项目
	3 月，黄瑾明、黄汉儒、黄鼎坚主编的《壮医药线点灸疗法》由广西人民出版社出版，获广西第二届优秀科普作品二等奖
	6 月，根据国务院关于民族古籍整理的指示精神，广西壮族自治区卫生厅及有关地、市、县卫生局成立了少数民族医药古籍整理小组及办公室，挂靠在当地卫生行政部门或中医医院
	12 月 4 日，卫生部部长崔月犁同志视察广西民族医药研究所
	12 月中旬，广西民族医药研究所在南宁主办了全区首届民族医药学术交流会
1987 年	1 月 5 日，广西科学技术协会批准成立广西民族医药协会，挂靠在广西民族医药研究所

NOTE

续表

时间	重要大事
1988 年	4月8日，国家科学技术委员会、国家新闻出版署批准广西民族医药研究所创办《民族医药报》（试刊），国内统一刊号：CN45—0047
	12月，广西民族医药研究所基建完成，被广西壮族自治区党委、广西壮族自治区人民政府授予全区"民族团结进步先进集体"光荣称号
1989 年	1月5日，《民族医药报》在南宁市正式创刊，国内公开发行
	3月9日，中共中央政治局委员、中共中央原总书记胡耀邦同志在南宁西园饭店亲切接见和宴请广西民族医药研究所负责同志和部分民族医药专家，并合影留念
	5月21日～23日，广西民族医药协会在南宁召开壮医药线点灸经验交流暨研究会成立大会
	11月26日～29日，广西民族医药研究所和广西壮族自治区卫生厅中医处在南宁主持召开全区民族医院工作暨第二届民族医药学术交流会
1990 年	黄瑾明教授应邀赴京参加百名中医专家特邀门诊，运用壮医药线点灸疗法应诊
1991 年	3月19日，卫生部部长陈敏章视察广西民族医药研究所，并题词："为继承和发展民族医药学做贡献"
	5月，黄汉儒主任医师率领5人组成的广西民族医药代表团应邀到越南谅山、河内访问并进行学术交流
1992 年	11月5～7日，广西民族医药研究所、广西民族医药协会在南宁召开"第三届广西民族医药学术交流会"，以威昌博士为团长的泰国生药学会和泰国朱拉隆功大学药学院代表团应邀参加学术交流会
1993 年	2月18日，中国中医研究院中研办字〔1993〕第044号文件决定，同意广西民族医药研究所作为中国中医研究院的民族医药研究基地，加挂"中国中医研究院广西民族医药研究所"的牌子，并于2月26日举行挂牌仪式
	5月14日，广西壮族自治区人民政府桂政发〔1993〕56号文件将广西民族医药研究所列为全区25个综合改革重点科研单位之一
	广西民族医药研究所所长黄汉儒主任医师当选为第八届全国人大代表
1994 年	4～5月、7～11月，黄瑾明教授应邀出访美国、澳大利亚等国家，就壮医疗法进行讲学
1995 年	1月，国家民族事务委员会副主任、党组副书记江家福到广西民族医药研究所视察
	1月12日，国家中医药管理局副局长诸国本到广西民族医药研究所视察，对民族医药的发掘整理和研究提高做了重要指示
	5月31日～6月2日，经国家中医药管理局批准，由广西民族医药研究所和广西中医学院联合主办的全国民族医药学术交流会在广西南宁市召开，大会共收到论文1000多篇，到会代表330人，来自全国27个省（区）市30多个民族
	11月，卫生部副部长兼国家中医药管理局局长张文康视察广西民族医药研究所，并做了重要指示
1996 年	6月，黄汉儒主任医师应泰国朱拉隆功大学和泰国生药学会的邀请，出访泰国并进行了学术交流。泰国《亚洲日报》《新中原报》等5家报纸以显著篇幅及照片报道了这一消息
	12月，黄汉儒主任医师在《中国中医基础医学杂志》第6期发表"壮医理论体系概述"论文，系统总结了壮医"阴阳为本，三气同步""三道""两路""毒虚致百病"理论，奠定了壮医理论体系的基本框架
1997 年	4月，越南卫生部民族医药司司长阮德团率领越南民族医药代表团一行29人访问广西民族医药研究所
	11月，经国家科学技术委员会批准，首届国际民族传统医药研讨会在北京隆重召开，黄汉儒、黄瑾明作为壮医代表出席这次大会，并担任大会主席团副主席
	11月，中国民族医药学会在北京成立，黄瑾明、杨梅梅、黄鹏、李钊东当选为学会理事，黄汉儒当选为学会副会长

续表

时间	重要大事
1998 年	10 月 21 日～23 日，全国第七届民族民间医药学术交流会暨广西第四届民族医药学术交流会在广西南宁市召开，大会收到论文近 300 篇。广西民族医药协会进行理事会改选，黄汉儒当选为第三届理事会会长，刘智生为副会长兼秘书长
	11 月 26 日，中共中央委员、国家民族事务委员会主任李德洙同志在广西壮族自治区政府副主席周明甫陪同下，视察广西民族医药研究所，并接见壮、瑶医药专家，强调民族医药应当在我国卫生保健事业中发挥更大作用
	12 月，黄汉儒、黄景贤、殷昭红编著的《壮医学史》出版，是历史上第一部关于壮医药的史学专著
2000 年	广西中医学院"壮医药线点灸治疗脾虚证作用规律及疗效原理的研究"课题获广西卫生厅科技成果二等奖
	3 月，黄汉儒主编的《中国壮医学》由广西民族出版社出版，系统地总结了壮医药的理论和实践经验
2002 年	广西中医学院开始招收中医学专业壮医方向本科生，壮医药的教育正式纳入普通高等本科教育的轨道，对壮医药的发展提高和推广普及有很大的促进作用
	12 月 20 日，在原广西民族医药研究所壮医门诊部的基础上，我国第一所省级壮医医院——广西壮医医院在南宁正式挂牌开诊
2003 年	由广西民族医药研究所承担的"壮医理论的发掘整理与临床实验研究"科研成果通过了国家中医药管理局和广西卫生厅组织的专家鉴定，获 2002 年度广西科技进步二等奖。朱华、蔡毅、韦松基等主编的《中国壮药原色图谱》《常用壮药生药学质量标准研究》《中国壮药志》（第一卷）3 部专著的出版，构成了壮药质量标准的基本体系，体现了壮药质量标准研究的民族特色和地方特色
2004 年	8 月，庞声航等编著的我国首部《中国壮医内科学》由广西科学技术出版社出版。由广西中医学院承担的"壮药质量标准研究"成果获 2003 年度广西科技进步二等奖
2005 年	2 月，由广西民族医药研究所承担的"壮医内科学的发掘整理研究"课题通过了广西壮族自治区卫生厅主持的科学技术成果鉴定。专家认为该成果达到了国内同类研究的领先水平
	4 月，广西中医学院在壮医药研究所、壮医药教研室的基础上正式成立壮医药系
	5 月，梁启成、钟鸣主编的收载壮药 500 余种的《中国壮药学》由广西民族出版社出版，全面总结了壮药的发掘、整理、研究的最新成果，是一部集理论研究与临床应用为一体的学术专著
	10 月，广西中医学院壮医药系正式更名为广西中医学院壮医药学院。壮医药学院的成立标志着壮医药高等教育和人才培养进入了新的发展阶段
	10 月 25 日，全国首届壮医药学术大会暨全国民族医药经验交流会议在南宁召开，韦继松、诸国本、黄汉儒等发表了讲话。大会收到会议论文 354 篇，收入论文汇编 337 篇。会上，韦英才等 16 名代表做大会交流发言
2006 年	1 月 26 日，庞声航主持的"壮医内科学发掘整理研究"成果获 2005 年度广西科技进步奖二等奖
	5 月 31 日，广西壮族自治区百色市人民政府，广西壮族自治区农业厅、卫生厅、民委、食品药品监督管理局等单位共同在广西靖西县举办"壮乡端午药市暨壮医药保护与开发研讨会"
	7 月 24～27 日，国家中医药管理局、国家民委调研组在广西进行民族医药专项调研。调研组听取了广西卫生厅民族医药工作汇报，实地考察了广西民族医药研究所、广西壮医医院、广西中医学院壮医门诊部、广西药用植物园、靖西县中医（壮医）医院、靖西县民间壮医诊所等

续表

时间	重要大事
2006 年	8 月 23 ～ 25 日，第九届国际传统药物学大会在广西南宁举行。卫生部副部长、国家中医药管理局局长佘靖在大会上说："中国重视壮医等民族医药的发展和应用，民族医药在中国卫生保障中将发挥着越来越重要的作用。"广西民族医药研究所所长黄汉儒和广西壮医医院院长钟鸣在专题讨论会上就壮医与壮医学、壮药现代研究现状与发展做了阐述
	11 月，中国第一家壮医药专门网站"中国壮医药在线"在北京试运行
	12 月，广西中医学院组织编写的《壮医药学概论》等 12 部高等学校壮医药本科专业系列教材由广西民族出版社公开出版。广西中医学院将壮医药学学科确定为该校重点学科，广西中医学院民族医学二级学科成为硕士学位授权点
2007 年	2 月，广西壮族自治区人民政府批准通过《广西壮族自治区卫生事业"十一五"规划》，规划强调要加快民族医药事业的发展，系统地对壮、瑶医理论进行发掘、整理、研究、提高，争取将其纳入国家民族医药发展规划。建立确认壮医医师资格考试系列。建立广西壮医特色诊疗中心，推广一批安全、有效、规范、适宜应用的技术方法和方案。加强民族地区的民族医院建设和县以上中医医院民族医学科的建设。加强壮药资源的保护、开发与应用，促进壮医、壮药协调发展
	2 月，国务院办公厅在"关于印发少数民族事业'十一五'规划的通知"（国办发〔2007〕14 号）中指出，要加大少数民族传统医药的保护和抢救力度，实施少数民族传统医药发展工程，开展少数民族传统医药资源研究与保护性开发，建立少数民族传统医药野生资源保护区。大力推广民族医药适宜技术，加大乡村民族医药工作者培训力度。加强民族医药基础理论和临床研究，鼓励科研院所和高等院校设立民族医药专业，开展民族医药学科建设，培养一批民族医药专业技术骨干和学术带头人
	2 月 8 日，广西壮医医院成为国家中医药管理局重点民族医医院建设单位
	9 月 5 日，经国家民政部批准，由国家民委主管的中国民族医药协会在北京成立
	10 月 25 日，国家中医药管理局、国家民族事务委员会等 11 个部委局以"国中医药发〔2007〕48 号"文件下发《关于切实加强民族医药事业发展的指导意见》
	12 月，崇左市中医壮医医院挂牌成立
2008 年	2 月，卫生部医考委同意中医类别中医（壮医）专业开展执业医师资格考试（试点）。考试内容有实践技能考试和综合笔试两部分，其中壮医、中医、西医基础及卫生法规内容比例为 4：4：2
	3 月，广西中医药管理局成立，庞军任局长
	6 月，澳大利亚墨尔本大学杜立平教授主编的《广西壮族地区的医药文化及药材贸易》（英中文版）一书出版
	6 月 19 日，首届中国民族卫生医药论坛在南宁举行，壮医药发展论坛同时举行
	11 月 28 日，《广西壮族自治区发展中医药壮医药条例》公布，自 2009 年 3 月 1 日起施行。该《条例》共 31 条，首次以地方法律的形式对发展中医药壮医药做出明确规定
	12 月 1 日，由广西壮族自治区食品药品监督管理局组织编制的《广西壮族自治区壮药质量标准（第一卷）》正式颁布实施
2009 年	3 月 12 ～ 21 日，广西民族医药协会黄汉儒会长等人出席在清莱举行的第二届"湄公河流域传统医学联合会议"
	3 月，卫生部和国家中医药管理局决定在《医师资格证书》和《医师执业证书》编码中增加壮医识别码
	4 月 25 日～ 27 日，第二届中国民族卫生发展论坛在南宁举办
	5 月，人力资源社会保障部、卫生部、国家中医药管理局授予班秀文教授"国医大师"荣誉称号

续表

时间	重要大事
2009 年	6 月，广西民族医药研究所更名为广西民族医药研究院
	9 月，钟鸣主编的《中国壮医病证诊疗规范》由广西民族出版社公开出版；河池市中医院、壮医医院成立挂牌
	10 月 28 ~ 29 日，2009 中国 - 东盟传统医药高峰论坛在南宁举办，通过《南宁宣言》。广西壮族自治区党委书记、人大常委会主任郭声琨会见卫生部副部长、国家中医药管理局局长王国强和国家民委副主任丹珠昂奔
	12 月 7 日，国务院下发了《关于进一步促进广西经济社会发展的若干意见》（国发〔2009〕42 号），指出："实施壮瑶医药振兴计划，建立质量标准体系"
2010 年	广西中医学院壮医药学学科成为广西高校重点学科
	4 月，中医类别中医（壮医）专业正式进入国家医师资格考试
	6 月，黄瑾明主编的《中国壮医针灸学》由广西民族出版社出版
	6 月 17 日，广西民族医药协会和广西中药材产业协会共同为位于广西百色市靖西县的"通灵壮药谷"挂牌
	8 月，扶绥县壮医医院在该县中医院挂牌成立。广西中医药管理局在桂林举办广西中（壮）医优秀临床人才研修项目第一期培训班
	12 月，玉林市红十字会医院成为广西中医学院壮医药研究生联合培养基地
2011 年	广西中医学院正式招收壮医专业五年制本科生
	6 月，中国壮医药文化旅游节系列活动在靖西举办；"壮医药线点灸疗法"入选第三批国家级非物质文化遗产名录
	8 月，隆安县壮医医院挂牌成立，地址设在隆安县中医医院
	9 月，以国医大师班秀文教授事迹为素材的电影《国医》获英国东方电影节 2011 年度组委会特别奖
	12 月 7 日，广西壮族自治区政府下发《关于加快中医药民族医药发展的决定》，明确要求"实施壮瑶医药振兴计划"。同时下发《广西壮族自治区人民政府关于印发广西壮族自治区壮瑶医药振兴计划（2011—2020 年）的通知》和《关于印发广西壮族自治区中医药民族医药发展十大重点工程实施方案（2011—2015 年）的通知》等文件
	12 月 8 日，2011 中国 - 东盟传统医药高峰论坛在南宁举行
	12 月 31 日，由广西壮族自治区食品药品监督管理局组织编制的《广西壮族自治区壮药质量标准（第二卷）》正式颁布施行
2012 年	2 月，广西壮族自治区人民政府批准通过《广西壮族自治区卫生事业"十二五"规划》。规划将"大力发展中医药民族医药事业"作为工作重点之一，将"县级中（壮、瑶）医医院标准化建设""乡镇卫生院、社区卫生中医药民族医药能力建设""中医药民族医药继承创新建设"等项目列为重点项目
	3 月 29 日，广西中医学院更名为广西中医药大学，广西中医学院壮医药学院更名为广西中医药大学壮医药学院
	5 月 25 日，广西召开全区中医药壮瑶医药大会
	9 月，"广西民营壮医机构发展座谈会"在扶绥县召开
2013 年	经批准，云南省文山壮族苗族自治州的壮医考试对象可前来广西参加壮医执业医师资格考试
	3 月 14 日，广西壮族自治区人民政府办公厅印发《实施壮瑶医药振兴计划 2013 年主要工作安排的通知》

NOTE

续表

时间	重要大事
2013 年	4 月 12 日～ 14 日，中国 – 东盟传统医药高峰论坛和第五届中国（玉林）中医药博览会在广西玉林市举行
	5 月 24 日，广西人大常委会办公厅下发了 "《广西壮族自治区发展中医药壮医药条例》执法检查方案" 的通知
	6 月 14 ～ 21 日，广西人大执法检查组对南宁市、柳州市、桂林市、玉林市、崇左市实施《广西壮族自治区发展中医药壮医药条例》的情况进行执法检查
	7 月，中国民族医药学会壮医药分会成立，黄汉儒当选为会长，王柏灿当选为秘书长
2014 年	6 月 16 日，壮医药活动年启动仪式暨端午文化起源纪念活动在武鸣县罗波镇的骆越祖庙举行
	7 月 31 日，中医药民族医药发展政策和机制调研座谈会在南宁举行，国家卫生计生委副主任、国家中医药管理局局长王国强出席了会议
	9 月，广西食品药品检验所申报的 "广西壮药法定质量标准体系规范化研究" 成果获中国药学会科学技术三等奖
	9 月 24 日，南宁市非物质文化遗产代表性名录 "壮医经筋疗法" "壮医目诊" "壮医药物竹罐疗法" 传承基地授牌仪式在广西壮医医院举行
	11 月 24 日，首届民族医药科学技术奖颁奖大会在重庆召开。广西中医药大学 "壮医理论体系构建与应用" 等 3 项壮瑶医药科技成果获得首届民族医药科学技术奖
	12 月，广西壮族自治区人民政府审议通过《广西壮族自治区药用植物野生植物资源保护办法》，从 2015 年 1 月 1 日起实施
2015 年	8 月 4 日，广西国际壮医医院获得广西壮族自治区发改委立项批复
2016 年	2 月 28 日，广西国际壮医医院 (广西中医药大学附属壮医医院) 项目开工仪式在南宁市五象新区秋月路隆重举行